中国参考人外照射剂量转换系数手册

邱　睿　刘立业　武　祯　李君利 ⊙ 编著

清華大学出版社
北　京

内容简介

随着人体计算模型建模技术和蒙特卡罗模拟方法的发展，理论剂量学近年来取得了长足的进步。《中国参考人外照射剂量转换系数手册》介绍了人体计算模型的发展和清华大学辐射防护研究室所建立的中国成年参考人体素模型，提供了基于该模型计算得到的一系列光子和中子外照射剂量转换系数，并与ICRP116出版物中的系数进行了比较与分析。本书可作为辐射防护专业人员和辐射相关工程技术人员的工具书，也可供高等院校有关专业师生参考使用。

图书在版编目(CIP)数据

中国参考人外照射剂量转换系数手册/邱睿等编著. —北京：清华大学出版社，2023.4
ISBN 978-7-302-46633-8

Ⅰ. ①中… Ⅱ. ①邱… Ⅲ. ①参考人辐射防护－手册 Ⅳ. ①R142-62

中国版本图书馆CIP数据核字(2017)第031175号

责任编辑：佟丽霞
封面设计：傅瑞学
责任校对：王淑云
责任印制：宋 林

出版发行：清华大学出版社
网　　址：http://www.tup.com.cn，http://www.wqbook.com
地　　址：北京清华大学学研大厦A座　　**邮　　编**：100084
社 总 机：010-83470000　　**邮　　购**：010-62786544
投稿与读者服务：010-62776969，c-service@tup.tsinghua.edu.cn
质量反馈：010-62772015，zhiliang@tup.tsinghua.edu.cn
印 装 者：北京嘉实印刷有限公司
经　　销：全国新华书店
开　　本：170mm×230mm　　**印　　张**：7　　**字　　数**：127千字
版　　次：2023年6月第1版　　**印　　次**：2023年6月第1次印刷
定　　价：65.00元

产品编号：070913-01

前言

辐射剂量学包括理论分析和实验测量两个部分。其中，理论剂量学近年来取得了长足的进步，主要表现在两方面，一是人体模型的描述方法，从早期的ICRU球到数学模型，再到体素模型和面元模型，越来越接近人体的真实情况；二是辐射在人体内沉积能量过程的模拟与计算，从早期的解析公式到简单数值模拟，再到现在的蒙特卡罗精确模拟计算。可以看出，理论辐射剂量学经历了一条从简单到复杂、从粗糙到精细的发展道路。

在应用方面，ICRP于2007年发布了103号出版物，正式决定采用ICRP成年参考人体素模型来计算器官与组织的当量剂量，并于2009年在110号出版物中，公布了ICRP成年参考人体素模型数据。2010年，ICRP在116号出版物中，发布了国际上最新的外照射剂量转换系数。

需要指出的是，ICRP的外照射剂量转换系数是以ICRP成年参考人体素模型为基础的。由于人种的不同，中国成年参考人和ICRP成年参考人在体格特征等方面存在明显的差异。这种差异也就必然会影响到外照射剂量转换系数的数值。因此，有必要建立起一套适用于中国人的剂量转换系数，并研究它们与ICRP剂量转换系数的差异及变化规律，从而为中国的辐射防护实践提供更为准确的剂量学参数。

为此，清华大学工程物理系辐射防护与环境保护教研室，经过多年的科研工作，建立了中国成年参考人男性、女性体素模型，并计算出了一套外照射光子、中子剂量转换系数，整理成册，供广大辐射防护从业者参考。在建立中国成年参考人体素模型过程中，得到了中国科学技术大学徐榭教授的指点和帮助，在此表示感谢。

本书共分6章，包括引言、外照射辐射防护中常用的量、人体计算模型、基于中国成年参考人体素模型的外照射剂量转换系数计算、外照射剂量转换系数的计算与比较、总结。其中，第1章由何岩编写，李君利审核；第2章由罗熹宇编写，邱睿审核；第3章由周婉仪编写，邱睿审核；第4章由罗熹宇、何岩编写，刘立业审核；第5章由胡子仪编写，武祯、李君利审核；第6章由罗熹宇编写，邱睿审核。最后，由胡子仪统稿，李君利定稿，全书由李君利、邱睿审核。

作　者

2023年1月

目录

1 引言

光子、中子外照射是常见的辐射照射情况，由光子、中子外照射导致的人体组织器官的当量剂量及全身有效剂量在辐射防护领域内具有非常重要的意义。然而，人体器官当量剂量、有效剂量等辐射防护量，均是无法通过将探测器放入人体进行实际测量的，只能通过计算得到。为了对这些量进行评价，需要将它们与空气比释动能、注量等可测量的物理量联系起来，从而引入了剂量转换系数，例如光子、中子外照射剂量转换系数。在辐射防护评价中，这些剂量转换系数具有十分重要的作用。

剂量转换系数主要是基于人体计算模型，通过蒙特卡罗模拟计算得到。ICRP 26 号出版物采用男女同体的数学模型计算有效剂量(有效剂量当量)[1]。ICRP 60 号出版物开始采用男女异体的数学模型[2]，ICRP 74 号出版物中的光子外照射剂量转换系数采用反映高加索人种的 ADAM、EVA 数学模型计算得到，中子剂量转换系数则是对不同数学模型计算结果的一种平均[3]。

近些年，随着人体体素模型的建立和发展，研究人员开始采用更为真实的体素模型对剂量转换系数进行计算，包括美国 VIP-Man[4-7]、德国 Rex 和 Regina[8]、韩国 HDRK-man 等[9]。ICRP 110 号出版物发布了 ICRP 成年参考人男性和女性体素模型[10]，ICRP 103 号出版物给出了新的辐射及组织权重因子[11]。随后，ICRP 116 号出版物对剂量转换系数进行了更新，使用了新的人体体素模型，以及新的辐射和组织权重因子，并对计算方法进行了一些改进[12]。

ICRP 参考人体素模型是以高加索人为蓝本，其参考数据主要依据的是西欧、北美等高加索人群的调查资料，高加索人的体格特征及器官参数与中国人有很大的差别，并不能完全代表中国人的情况。ICRP、IAEA 等出版物也指出，当人员所受剂量较小(例如小于 1 mSv)时，可以采用 ICRP 参考人的剂量数据进行“参考性”的剂量评价工作。但当所受剂量较大甚至超过剂量限值时，则应更为准确地评估人员所受到的辐射剂量[3,13]。因此有必要利用中国参考人体素模型，计算一套更符合中国人体格特征的剂量转换系数。

本研究就是在这样的背景下开展，利用蒙特卡罗模拟软件[14]，计算中国成年男性、女性参考人在 6 种标准照射条件下光子、中子剂量转换系数，并与基于 ICRP 参考人模型得到的结果进行比较与分析。

2 外照射辐射防护中常用的量

2.1 注量

辐射在时空中以辐射场的形式存在。一般用注量来描述辐射场中粒子在空间上的疏密程度。

辐射场中某一点 P 的注量，是进入以该点为球心，截面积为 $\mathrm{d}a$ 的小球体内的粒子数 $\mathrm{d}N$ 除以 $\mathrm{d}a$ 的商（见图 2.1），即

$$\Phi = \mathrm{d}N/\mathrm{d}a \tag{2.1}$$

粒子注量的国际单位是 m^{-2}，即粒子数/平方米。

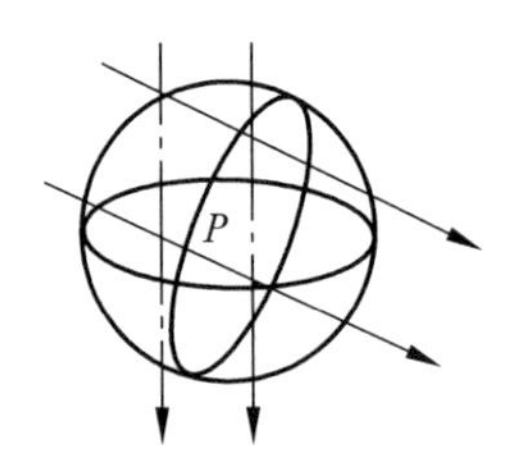

图 2.1　不同方向入射粒子注量表达

2.2 比释动能

比释动能表征间接电离粒子与物质相互作用时，在单位质量的物质中产生的带电粒子的初始动能总和。定义如下：

$$K = \frac{\mathrm{d}E_{\mathrm{tr}}}{\mathrm{d}m} \tag{2.2}$$

式中，$\mathrm{d}E_{\mathrm{tr}}$ 表示间接电离粒子在特定物质的体积内，释放出来的所有带电粒子初始动能总和，包括次级带电粒子在韧致辐射过程中辐射出来的能量，也包括在该特定体积内发生的次级过程所产生的任何带电粒子的能量，单位是焦耳(J)。$\mathrm{d}m$ 表示特定体积内物质的质量，单位是千克(kg)。比释动能的国际单位是戈瑞(Gy)，即 1 Gy=1 J/kg。

需要特别注意，比释动能只适用于不带电粒子，是与一个无限小体积元关联的辐射量；受照物质中每一点上都有特定的比释动能值，因此给出比释动能时应同时给出与该比释动能关联的物质及其位置。

2.3 吸收剂量

吸收剂量是剂量学中非常重要的一个物理量，吸收剂量与授予能有关。

授予能

授予能是电离辐射以电离、激发的方式授予某一体积中物质的能量，这些能量全部被该体积内的物质所吸收，表示为

$$\varepsilon=\sum\varepsilon_{in}-\sum\varepsilon_{out}+\sum Q \tag{2.3}$$

式中，$\sum\varepsilon_{in}$ 表示进入这一体积的所有直接和间接电离粒子能量的总和；$\sum\varepsilon_{out}$ 表示离开这一体积的所有直接和间接电离粒子的能量的总和；$\sum Q$ 表示在这一体积中发生的任何核变化和基本粒子变化释放出来的总能量减去引起这种变化而消耗的总能量。ε 表示授予能，国际单位为焦耳(J)。授予能是一个随机量，具有统计涨落的性质。定义 $\bar{\varepsilon}$ 为平均授予能，该值是一个非随机量。

吸收剂量

吸收剂量是用来描述电离辐射与物质相互作用时，单位质量的物质吸收电离能量大小的物理量。定义吸收剂量为：电离辐射授予某一体积元中物质的平均能量 $\mathrm{d}\bar{\varepsilon}$ 除以该体积中物质的质量 $\mathrm{d}m$，即

$$D=\frac{\mathrm{d}\bar{\varepsilon}}{\mathrm{d}m} \tag{2.4}$$

式中，$\bar{\varepsilon}$ 表示平均授予能，是授予能随机变量的期望值；D 表示吸收剂量，国际单位是焦耳每千克(J/kg)，单位的专门名称为戈瑞(Gy)。1 Gy=1 J/kg，与国际单位并存的专用单位是拉德(rad)，1 rad=10^{-2} Gy。

需要特别注意，吸收剂量适用于任何类型的辐射和受照物质，而且是与一个无限小体积元关联的辐射量；受照物中每一点都有特定的吸收剂量值，在给出吸收剂量时应同时给出辐射类型、介质种类以及所在位置。

吸收剂量可定义在物质中的任意一个点上，即属于“点”剂量。而实际使用中，吸收剂量经常是在较大体积组织内的一种平均。辐射防护中假定，在低剂量情况下，某一器官或组织中吸收剂量的平均值 D_T，与该器官或组织中的随机效应辐射危害有关。

当人体内或体模内的吸收剂量分布已知时，D_T 的计算就很简便，可以由下式求得

$$D_T=\frac{1}{m_T}\int_{m_T}D\,\mathrm{d}m=\frac{1}{m_T}\int_{m_T}\frac{\mathrm{d}\bar{\varepsilon}}{\mathrm{d}m}\mathrm{d}m \tag{2.5}$$

式中，m_T 是该组织或器官的质量，$D=\frac{\mathrm{d}\bar{\varepsilon}}{\mathrm{d}m}$是在质量元 $\mathrm{d}m$ 内的吸收剂量。

应当说明的是，器官平均吸收剂量 D_T 适用于器官内吸收剂量分布比较均匀的情况。对于强贯穿(如光子、中子)均匀外照射，大多数器官的吸收剂量分布是比

较均匀的。但对于弱贯穿辐射(如低能光子、带电粒子等),器官的吸收剂量分布可能会非常不均匀。此外,对于人体内分布较广的一些器官组织(如红骨髓、淋巴结),其吸收剂量分布也可能是很不均匀的。而对于内照射,器官吸收剂量的分布与放射性核素在体内分布以及辐射类型有关。

2.4 当量剂量

因为生物效应与辐射类型、能量、剂量率大小、照射条件以及个体差异等因素相关,所以即使相同的吸收剂量也不一定产生同等程度的生物效应。为了表征不同类型和能量的辐射对人体造成的生物效应的严重程度或者发生概率的大小,辐射防护上采用了当量剂量这个辐射量。

在组织或器官 T 中的当量剂量定义为

$$H_T = \sum_R W_R \cdot D_{T,R} \tag{2.6}$$

式中,W_R 表示与辐射类型和能量相关的加权因子,称为辐射权重因子,无量纲;$D_{T,R}$ 表示按组织或器官 T 平均计算的辐射 R 造成的吸收剂量。由于辐射权重因子无量纲,因此当量剂量与吸收剂量的单位均为 J/kg。为了同吸收剂量进行区别,当量剂量有专门的单位希沃特(Sievert),简称“希”(Sv)。暂时与国际单位并用的是雷姆(rem),1 rem $= 10^{-2}$ Sv。

辐射权重因子 W_R 是根据入射到生物组织中的辐射类型和能量确定,由 ICRP 委员会确定,以使它能代表特定类型的辐射和能量在小剂量时诱发随机性效应的相对生物效能数值。ICRP 103 号出版物中对辐射权重因子的推荐值如表 2.1,其中,中子的辐射权重因子与中子能量的关系见图 2.2。

表 2.1 辐射权重因子

辐射种类	辐射权重因子 W_R
光子	1
电子和 μ 子	1
质子和带电 π 介子	2
α 粒子,裂变碎片,重离子	20
中子	中子能量函数的连续曲线(见图 2.2)

需要特别注意的是,上述辐射权重因子不适用于高剂量及高剂量率下产生的急性辐射损伤,因此当量剂量只限于在辐射防护所涉及的剂量范围内使用。

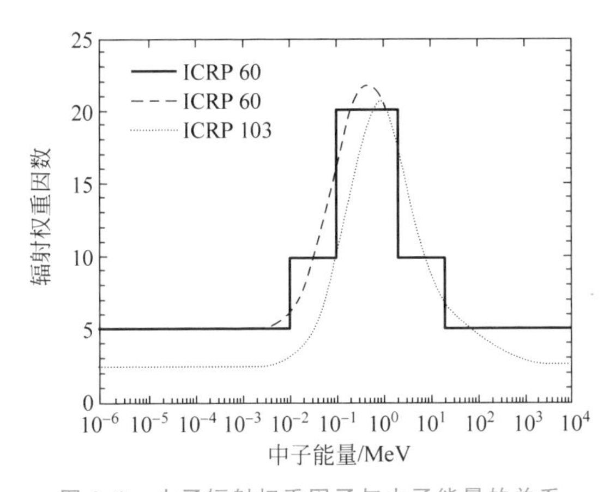

图 2.2　中子辐射权重因子与中子能量的关系

由 ICRP 60 号出版物给出的阶梯函数和连续函数，以及 ICRP 103 号出版物所采用的函数

2.5　有效剂量

辐射照射与辐射危害之间的关系不仅与辐射类型、能量有关，还和生物组织本身对辐射的敏感程度有关。为了表征不同组织或器官受到辐射照射时，总的当量剂量与辐射危害之间的关系，引入对组织或器官加权的组织权重因子 W_T，反映在全身均匀受照下各组织或器官对总危害的相对贡献。组织权重因子 W_T 定义为器官或组织 T 受照射产生的危害与全身均匀受照时所产生的总危害的比值，不同组织的组织权重因子见表 2.2。

表 2.2　组织权重因子

组织或器官	组织权重因子 W_T
红骨髓	0.12
结肠	0.12
肺	0.12
胃	0.12
乳腺	0.12
其余组织	0.12
性腺	0.08
膀胱	0.04
食道	0.04
肝	0.04
甲状腺	0.04
骨表面	0.01
脑	0.01
唾液腺	0.01
皮肤	0.01

为了表征在非均匀照射下辐射与均匀照射下产生相同程度的辐射危害时对应的全身均匀照射当量剂量,引入了有效剂量 E 这一物理量。有效剂量 E 表示体内所有器官与组织加权后的当量剂量之和,即

$$E = \sum_T W_T \cdot H_T = \sum_T W_T \sum_R W_R \cdot D_{T,R} \tag{2.7}$$

式中,H_T 为组织或器官 T 的当量剂量,W_T 为组织 T 的组织权重因子。由于组织权重因子无量纲,有效剂量的单位与当量剂量的单位相同。

需要注意的是,辐射权重因子同辐射类型和能量有关,与组织或器官无关;而组织权重因子选择与辐射类型或能量无关,与组织或器官本身有关。当量剂量和有效剂量用于辐射防护,可以大概评估辐射危害,它们只有在远低于确定性效应阈值的范围内使用。

3 人体计算模型

在辐射防护领域,人体计算模型是一种必不可少的基础性研究工具。不论是在外照射还是在内照射剂量评价方面,它都发挥着重要的作用。例如人体器官当量剂量、有效剂量等辐射防护量,均是无法将探测器放入人体内进行实际测量的,而只能通过人体模型计算得到。历史上,国际放射防护委员会(ICRP)推荐的器官当量剂量、有效剂量转换系数等辐射防护基础数据,都是采用人体计算模型计算得到的。随着时代发展,在辐射防护剂量学中,基于全身计算模型的蒙特卡罗粒子输运方法已经成为辐射防护剂量学中最常用的研究工具之一。从 20 世纪 60 年代开始,在电离辐射和非电离辐射研究中,大量的人体计算模型被报导应用于剂量计算,这些计算模型根据它们使用的实体几何建模技术主要可分为具有不同特征的三代,即数学模型、体素模型和面元模型。随着医学影像和计算机技术的发展,这三种类型的计算模型都分别在特定的时期发挥重要作用[15],如图 3.1 示为三代人体计算模型的发展历程。

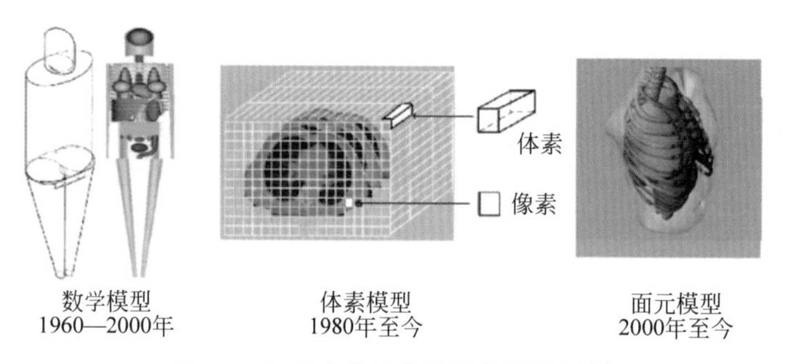

图 3.1　三代人体计算模型发展历程[14]

3.1　数学模型

第一代人体计算模型被称为数学模型(mathematical model),又被称为解析模型(analytical model)或程式化模型(stylized model),在 20 世纪 60 年代由美国橡树岭国家实验室(Oak Ridge National Laboratory, ORNL)率先设计出,用来代表平均人种的 50%的解剖学特征[16]。数学模型是使用构造实体几何(constructive solid geometry, CSG)模型技术建立起的由椭圆柱、圆锥体、椭球等二次曲面的数学公式来描述组织或器官外形的人体模型。基于这些解剖学简化的形状,这些数学模型能够在计算机水平还很低的时期被用来进行蒙特卡罗模拟计算。

20 世纪 60 年代中期,ORNL 的 Fisher 和 Snyder 在男性解剖数据基础上,融合了女性器官,最先建立了男女同体的成人数学模型[17,18]。该模型被美国医学内照射剂量委员会(MIRD)采用,在 1969 年 MIRD-5 号小册子[16]中正式发表,因而被称为 MIRD-5 人体模型。此后人体数学模型向着不同人种、年龄、性别等多元化方向发展。1976 年，Kerr 等人建立了日本成年人模型[19]。1978 年 MIRD-5 人体模型进一步完善器官种类，增加到 20 多种[20]。1987 年 Cristy 和 Eckerman 建立了分别代表新生儿、1 岁、5 岁、10 岁、15 岁儿童以及成年的 6 个模型[21]，这些模型都同时含有男性和女性器官，其中 15 岁儿童模型在一段时间内被用来代替成年女性模型。1995 年，Stabin 等人建立了真正的成年女性模型和 3 个代表女性妊娠不同阶段的孕妇模型[22]。

以上是美国 ORNL 在数学模型建模方面的研究，与此同时，世界其他国家的科研机构也在不断开展相关研究。1982 年，德国 HZM（Helmholtz Zentrum München-German Research Center for Environmental Health，曾简称为 GSF）研究院的 Kramer 等人设计了成年男性数学模型 ADAM 和成年女性数学模型 EVA 用于光子外照射剂量转换系数的计算[23]，其计算结果被 ICRP 74 号出版物采用[24]。1985 年，日本 Kai 建立了日本孕妇不同阶段的数学模型[25]。2000 年，印度 Biju 等人建立了印度人数学模型[26]。2004 年，加拿大的 Chen 根据当时最新的人体解剖数据，重新建立了胎儿在 4 个妊娠不同阶段的数学模型[27]。2006 年，Park 等人建立了韩国成年男性参考人数学模型[28]。

在 2002 年由清华大学范佳锦建立了男性和女性中国参考人数学模型 CMP[29]，随后开展了一系列内、外照射下的剂量学研究工作[30-33]。2012 年，南京航空航天大学的汤晓斌等人介绍了他们建立的中国人体数学模型 NHMAN[34] 和中国参考人孕妇模型[35]。图 3.2 给出了一些人体数学模型的示意图。

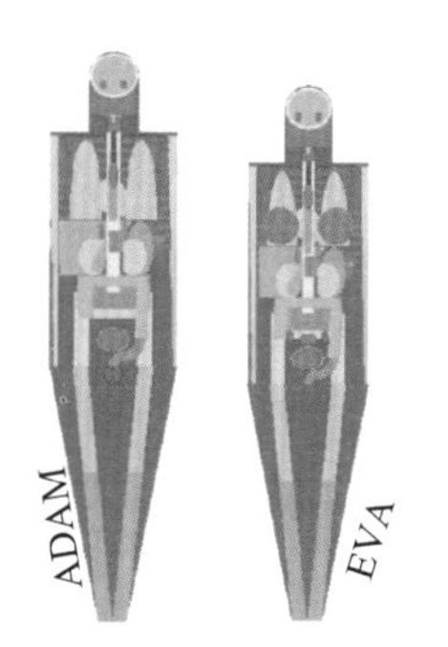

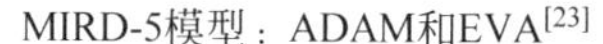
MIRD-5模型：ADAM和EVA[23]

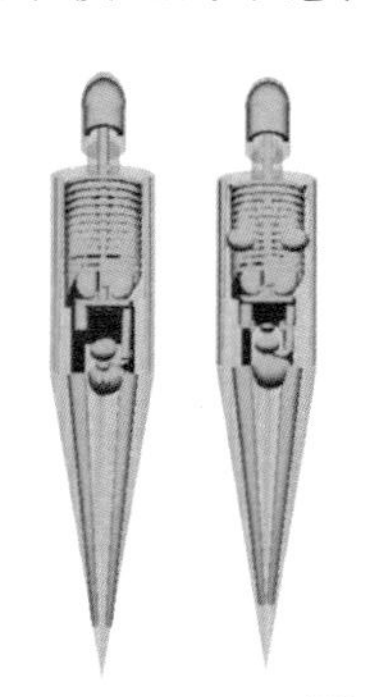
CMP男、女模型[29]

图 3.2　人体数学模型示意图

数学模型由二次曲面构成，有特定的优势：模型简单，易于建立；计算速度快；易于调整组织或器官的大小和形状。相对地，过度简化的数学模型难以真实反映人体结构，进而难以满足精确剂量计算的需求。

3.2 体素模型

20 世纪 80 年代后期和 90 年代初期，随着 X 射线断层影像技术的发展和计算能力更强的计算机的出现，在解剖学上更逼真的体素模型（voxel model）自然而然地迅速被广泛接受。体素模型建立的主要方法是基于真实个体的核磁共振图像、CT 图像或彩色断层照片等解剖学图像，采用交互分割工具结合解剖学知识对每张图像进行处理，给图像中的像素赋予数字掩膜，用不同的编号数字代表不同的器官组织，每个二维图像都分割完成后，则一个三维体素矩阵建立完成，即为体素模型。由此可见，体素模型的精度与原始解剖学图像的精度和计算机的显示能力有直接关系。由于有患者的真实数据为基础，体素模型较数学模型在真实性方面有很大优势，因而体素模型在医学应用中逐渐取代数学模型得到广泛应用[36]。

之后，研究人员在建立人体体素模型方面开展了大量的研究工作，并成功建立了大量的人体体素模型。美国伦斯勒理工学院（Rensselaer Polytechnic Institute，RPI）的徐榭研究组建立了一系列体素模型，包括 VIP-Man[36] 和孕妇模型[37]。美国佛罗里达大学（University of Florida，UF）的 Bolch 研究组建立了 UF-系列儿童体素模型[38,39]。巴西伯南布哥州联邦大学（Federal University of Pernambuco）的 Kramer 等人建立了 MAX/FAX 系列体素模型[40-42]。德国 GSF 研究院的 Zankl 等人则建立了基于多个不同个体的 GSF-系列体素模型[43-46]。ICRP 2007 年正式决定以 GSF-系列模型为基础来建立 ICRP 参考人体素模型[47]，并于 2009 年在第 110 号出版物中正式发布了 ICRP 成年男女参考人体素模型[48]。

关于亚洲人体模型方面，2001 年，日本的 Saito 等人建立了首个日本及亚洲成年男性体素模型 Otoko[49]。随后 Nagaoka、Sato 等人建立了精细日本成年男性、女性体素模型[50,51]。与此同时韩国汉阳大学（Hanyang University）的 Kim 研究团队与美国佛罗里达大学 Lee 等人共同建立了首个韩国成年男性体素模型 KORMAN[52]，之后相继建立了 KTMAN-1、KTMAN-2[53]、VKH-Man[54] 以及韩国成年男性参考人体素模型 HDRK-man[55]。

国内，清华大学、华中科技大学、中国辐射防护研究院也在体素模型的建立方面开展了相关研究工作。2003 年，清华大学曾志等人建立了航天员体素模型 CVP[56,57]。2007 年，清华大学和中国辐射防护研究院合作，基于中国虚拟人彩色切层照片数据集中的标本图片建立了用于辐射防护研究目的的中国成年男性体素模型 CNMAN[58]。2007 年，华中科技大学刘谦等人建立了中国成年男性体素模型 VCH[59]。2010 年，清华大学刘立业在其博士论文中对 CNMAN 进行组织和器官调整以匹配中国参考人解剖生理和代谢数据，从而建立起了中国成年男性参考人体素模型 CRAM[60]。女性人体模型方面,2009 年苏林在其本科论文中建立起了中国成年女性体素模型 CNWM[61],2010 年朱桓君使用刘立业建立 CRAM 的方法对 CNWM 进行调整,建立了中国成年女性参考人体素模型 CRAF[62]。

体素模型发展至今,已建立了超 100 个体素模型[63],涵盖不同年龄段、包括孕妇等特殊人群,图 3.3 给出了国内外一些体素模型的示意图。体素模型在辐射防护和医学物理的研究和实践中得到了广泛应用,是国内外剂量计算实际应用中主要使用的模型类型。但“三维体素矩阵”的构造也使它在姿态变形和器官调整上存在困难,再加上绝大多数的体素模型使用了站姿或平躺的姿势,极大地影响了真实受照情况下的适用性,更无法满足人体姿态随时间变化的情况。这一缺陷还严重影响计算结果的准确性,例如美国的 Han 的研究表明[64],使用人体模型单一姿态

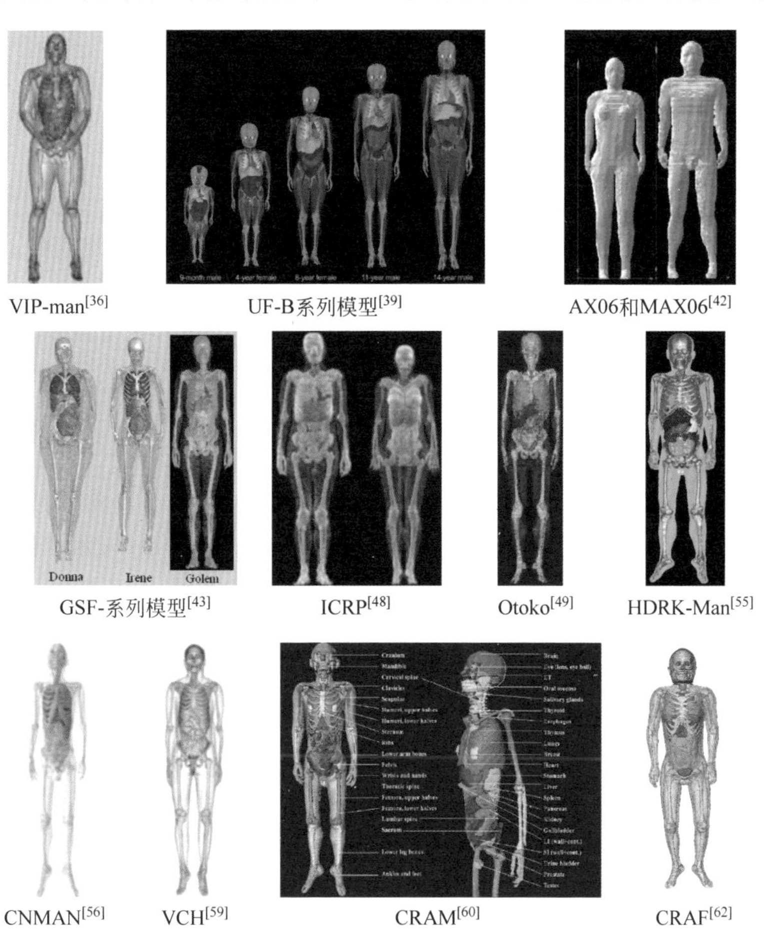

图 3.3 国内外人体体素模型示意图

进行事故剂量重建时，器官剂量最大估计误差达78%，有效剂量误差可达19%。另一方面，典型的人体体素模型包含超过10^7个体素立方体，庞大的体素数目导致实际应用中计算效率下降。从描述精度的角度来看，由于受图像精度限制，通常体素的几何尺度在毫米量级，能够较为精确地反映大型器官的形态，但此精度的模型难以用于描述呼吸道、消化道、皮肤靶/源区域等微米级精细结构。

3.3 面元模型

为了易于调整组织和器官的大小以及改变人体模型的姿态，研究者开始使用一种边界表示(boundary representation, BREP)的方法来构建新一代人体模型，即面元模型。这种方法通过记录构成物体边界的顶点、边和面的位置、曲线曲面方程及其相互连接关系，将三维物体描述为由一组曲面围成的封闭空间。根据对曲线曲面的描述方法不同，BREP又可细分为非均匀有理B样条(NURBS)、多边形网格、细分曲面等建模方法。

2001年Segars等人最早发表了基于NURBS的建模方法，建立了4D心脏-躯干模型NCAT，对心脏跳动和呼吸过程中胸腔的运动进行了动态建模[65]。2005年美国RPI徐榭教授带领的研究组将VIP-MAN体素模型转化为NURBS模型，结合NCAT的呼吸运动数据，建立了4D人体面元模型，随后，该研究组基于多边形网格陆续建立了一系列不同妊娠阶段的孕妇模型RPI-P，以及与ICRP 89号出版物参数一致的成年男性和女性面元模型RPI-AM和RPI-AF[66,67]。与此同时，美国UF的Bolch等人建立了包含不同年龄儿童及成年男女的UF系列面元模型[68-70]。2010年巴西Kramer研究团队基于多边形网格建立了成年男性、女性面元模型MASH和FASH以及不同年龄的儿童面元模型[71-74]，与体素模型转化而来的面元模型不同，该研究组在人体面元模型建模过程中，一些组织器官直接利用了网上下载的模型，其余的组织器官则通过三维建模软件建模获得，建模所需的器官数据及器官位置根据人体解剖图确定。

除了上述高加索人种的人体面元模型外，近年来亚洲人体面元模型也有所发展。2011年韩国Kim等人与美国合作建立了韩国男性参考人面元模型PSRK-Man[75]，并利用Geant4蒙特卡罗模拟软件实现了对人体面元模型的直接模拟，在此之前人体面元模型的蒙特卡罗模拟计算都要先将面元模型转化为体素模型后才能进行。国内方面，2013年华中科技大学刘谦教授带领的团队建立了基于NURBS的中国成年女性航天员面元模型VCH-FA[76]。2014年清华大学葛朝永等基于中国参考人体素模型CRAM建立了面元模型CRAM_S[77]，在此基础上缩放器官、简单旋转骨骼和皮肤的操作得到了20岁到60岁之间的5个分龄模型，通过变形操作得到了坐姿下的人体模型。2016 年中国科学技术大学霍万里等人以欧美标准参考人 RPI-AF 和 RPI-AM 为基础，建立了 USTC-系列儿童面元模型[78]。2017 年清华大学代明亮建立了中国参考人的儿童系列面元模型[79]，包含了 3 个月、1 岁、5 岁、10 岁和 15 岁男女共 6 个面元模型。同年清华大学朱红玉建立了面元的中国成年男性精细眼模型[80]，包含视网膜、晶状体等 9 个主要结构。2019 年清华大学贾以涵在 CRAM_S 基础上提出了自动化动态模型的建立方法[81]，改变 PM 面元模型姿态的同时保证了其人体解剖学的真实度。图 3.4 给出了一些人体面元模型的三维视图。

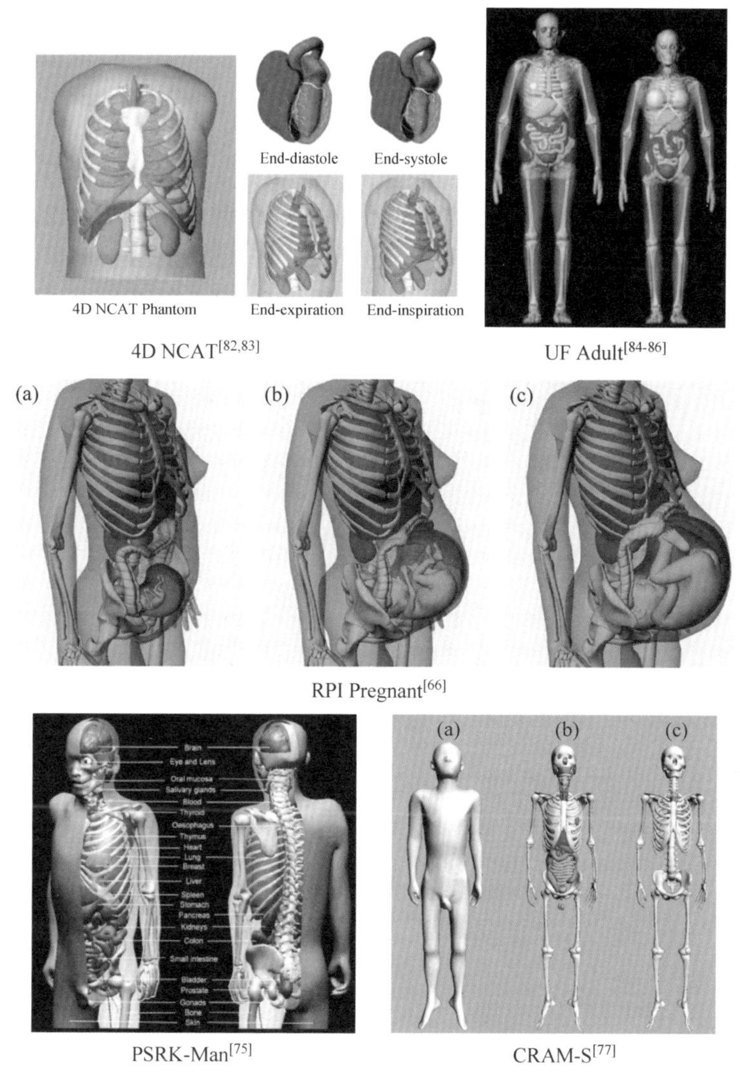

图 3.4 国内外部分人体面元模型示意图

相较体素模型,面元模型有两大显著优势。其一,由于体素分辨率的限制,体素模型的表面可能会产生锯齿状,面元模型的表面则更为光滑,更能展现人体的细节;其二,面元模型的面元大小可以任意控制,因而对于复杂的组织区域表面的重塑能力更好。

面元模型的发展和应用也面临着挑战。目前大多数面元模型还是需要转换为体素模型再进行蒙特卡罗模拟计算,这使面元模型在模型光滑性和空间分辨率上的优势完全丢失,这也是未来面元模型的广泛应用亟须解决的问题。2021 年清华大学周盛升建立了中国成年男性参考人可剖分模型 CRAM_T,实现了中国参考人面元模型基于蒙特卡罗粒子输运方法的直接剂量计算[87]。

3.4 小结

人体计算模型为人体剂量计算提供了有利的分析工具。随着计算机技术的不断发展,人体计算模型经历了从数学模型到体素模型和面元模型的发展历程。中国参考人计算模型代表着中国成年人群的平均体格参数,应用于剂量学计算能够为核工业及核医学等领域提供基础的辐射防护数据,对于促进我国辐射防护领域的发展具有十分积极的意义。

4 基于中国成年参考人体素模型的外照射剂量转换系数计算

4.1 中国成年男性、女性参考人体素模型

4.1.1 中国成年男性、女性参考人体素模型的建立方法

中国成年男、女参考人体素模型 CRAM[60]、CRAF[62]是分别基于中国成年男、女个体体素模型 CNMAN[58]、CNWM[61]建立的。中国成年男性、女性参考人体素模型 CRAM、CRAF 的建立过程采用如下步骤：(1)选用一个合适的个体体素模型作为起始模型；(2)根据中国(亚洲)参考人骨骼质量数据[88]，计算骨骼的理论体积，调整体素的大小；(3)依据骨骼参考质量及 ICRP 70[89]、89[90]出版物中的骨组织分布数据，建立非均匀骨骼体素模型；(4)依据 ICRP 103 号出版物[11]与 ICRP 生物动力学模型的要求，补充辐射敏感器官，并对呼吸道、一些存在内容物/壁的器官进行二次分割；(5)采用膨胀、腐蚀方法调整器官的质量(体积)，使它与中国参考人的器官质量(体积)数据相一致；(6)调整人体体表软组织的厚度，使得总体重与中国参考人接近；最后，采用腐蚀方法，将体表最外层的体素替换为皮肤。图 4.1 为 CRAM 和 CRAF 的三维显示图。

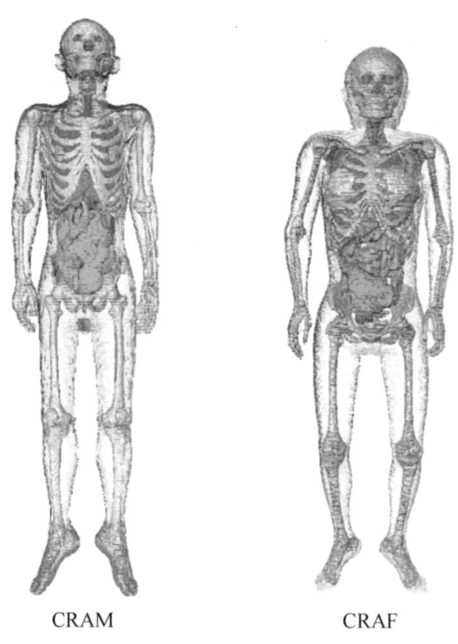

图 4.1 中国成年男、女参考人体素模型

依据 ICRP 70、89 号出版物中的骨组织质量分布数据，CRAM、CRAF 分别建立了 19 个部位的骨骼，它们分别是：头骨、下颚骨、颈椎、胸椎、腰椎、骨盆、骶骨、锁骨、肩胛骨、胸骨、肋骨、肱骨上半部分、肱骨下半部分、小臂骨(尺骨、桡骨)、手骨

(腕骨、掌骨、指骨)、股骨上半部分、股骨下半部分、小腿骨(腓骨、胫骨)和足骨(跗骨、蹠骨、趾骨),详细的骨骼分布见图 4.2。

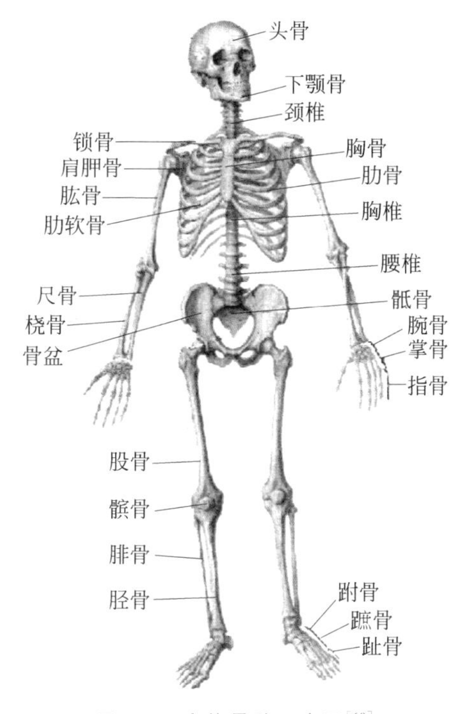

图 4.2 人体骨骼示意图[60]

根据人体系统解剖学以及实用人体解剖学的描述,CRAM 和 CRAF 将人体淋巴结分为 17 个部分,分别是头部、颈部、胸廓(上、下)、胸(左、右)、肠系膜(左、右)、腋窝(左、右)、尺骨(左、右)、腹股沟(左、右)、膝后窝(左、右)、纵膈。中国参考人解剖生理和代谢数据中指出中国成年人体内淋巴结的个数为 500～600 个,成人淋巴结的总重量约为 200～300 g[91]。

4.1.2 中国成年男性参考人体素模型

中国成年男性参考人体素模型(CRAM)身高为 170 cm,体重为 63 kg,与我国职业卫生标准 GBZ/T 200—2007[92,93]一致。CRAM 模型体素尺寸在水平方向的大小为 1.741 mm×1.741 mm,在竖直方向上的大小为 1 mm。该模型共划分出了 103 个不同的器官或组织,大部分器官质量与中国参考人数值的差别在 2%以内。其中,骨模型采用与 ICRP 参考人体素模型相一致的 site-specific 骨模型建立方法,分割了皮质骨、松质骨,并考虑了红骨髓、骨小梁等骨组织在人体内的分布情况。在体素模型调整方面,提出了更为合理的“邻域比例”膨胀腐蚀方法。CRAM 是目前最为符合 ICRP 103 号出版物(2007)[11]要求的中国男性参考人体素模型,其三维视图如图 4.3 所示。

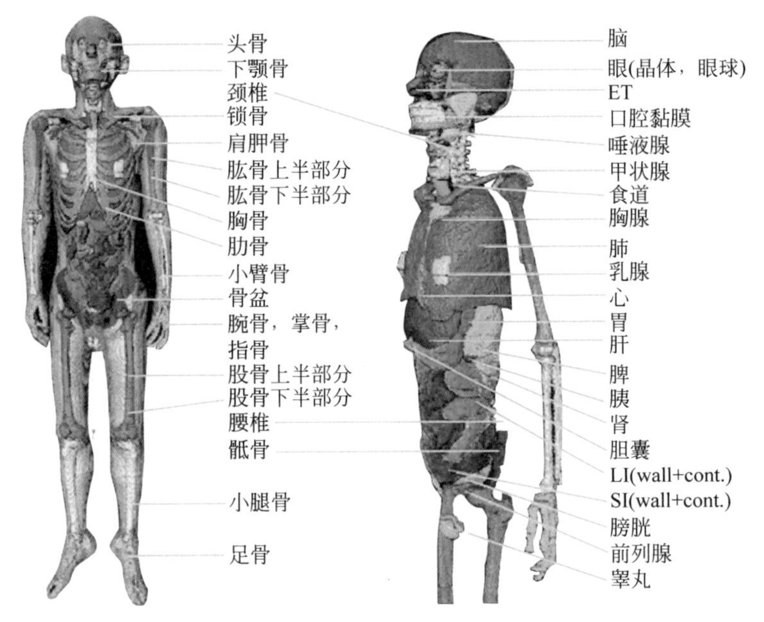

图 4.3 CRAM 体素模型的三维视图

表 4.1 给出了 CRAM 器官质量与中国成年男性参考人的器官质量数据的对比，其中，中国成年男性器官质量的参考值主要来自我国职业卫生标准 GBZ/T 200—2007[92,93]，标准中缺少数据时采用亚洲参考人数据。除了肺和皮肤外，CRAM 模型中其他器官的密度值均取自国际辐射单位和计量委员会(International Commission on Radiation Units and Measurements，ICRU)46 号报告[94]。肺的密度根据参考质量除以体积得到。皮肤是一个较为特殊的器官，它覆盖于人体表面，厚度较薄。目前几乎所有的人体体素模型的体素尺寸都大于皮肤厚度，导致其皮肤质量普遍偏大。CRAM 采用大厚度低密度皮肤，从而使得 CRAM 模型的皮肤质量等于中国参考值。同时，在此基础上，提出“等效质量厚度(EMT)”皮肤剂量计算方法，使得皮肤剂量的计算更为准确。表 4.2 给出了 CRAM 身高、体重及其与中国成年男性参考值的差别。

表 4.1 CRAM 器官质量及其与中国成年男性参考值的差别

器　官	密度/(g/cm³)	器官质量/g		与参考值的差别
		CRAM	中国成年男性参考人	
ET1 区(气管)	1.03	9.1	—	—
ET2 区(气管)	1.03	45.7	—	—

续表

器　官	密度/(g/cm³)	器官质量/g		与参考值的差别
		CRAM	中国成年男性参考人	
BB区(气管)	1.03	52.3	—	—
肺(含内容物)	0.38	1 250.0	1 250	0.00%
口腔黏膜	1.05	10.6	—	—
空气(体内)	0.00	0.1	—	—
唾液腺(腮腺)	1.03	46.0	82	0.24%
唾液腺(舌下腺)	1.03	16.1		
唾液腺(颌下腺)	1.03	20.1		
食道	1.03	39.6	40	−1.00%
胃壁	1.04	143.5	145	−1.03%
胃内容物	1.04	233.8	—	—
小肠壁	1.04	620.1	620	0.02%
小肠内容物	1.04	318.0	—	—
升结肠与横结肠壁	1.04	186.5	310	—
降结肠、乙状结肠与直肠壁	1.04	123.5		
升结肠与横结肠内容物	1.04	279.5	—	—
降结肠与乙状结肠内容物	1.04	99.3	—	—
肝脏	1.05	1 411.7	1 410	0.12%
胆囊(含内容物)	1.03	59.2	59[a]	0.34%
胰腺	1.05	119.4	120	−0.50%
心脏(含血)	1.06	726.3	725[b]	0.18%
血管	1.06	158.6	—	—
淋巴结(全身)	1.03	211.1	220[a]	−4.06%
胸腺	1.03	29.8	30	−0.67%
脾	1.04	164.3	165	−0.42%
肾脏	1.05	289.8	290	−0.07%
膀胱壁	1.04	40.8	40	2.00%
膀胱内容物(尿)	1.04	98.9	100[a]	−1.10%
睾丸	1.04	39.9	40	−0.25%
前列腺	1.03	16.1	16[a]	0.63%
皮肤	0.88	2 405.8	2 400	0.24%
肌肉和软组织	1.03	43 710.0	—	—
大脑	1.05	1 458.8	1 460	−0.08%
眼晶体	1.05	0.4	0.4	0.25%

续表

器　官	密度/(g/cm³)	器官质量/g		与参考值的差别
		CRAM	中国成年男性参考人	
眼球	1.05	14.8	15	−1.34%
甲状腺	1.04	19.9	20	−0.50%
乳腺	1.02	21.9	22	−0.46%
肾上腺	1.03	13.9	14	−0.72%
骨	—	8 438.2	8 000	5.48%
红骨髓	—	1 100.0	1 100	0.00%
骨表面	—	100.0	100	0.00%

[a] 当中国参考人数据缺失时，采用亚洲参考人 Tanaka 数据[88]

[b] 由中国参考人心脏质量加上亚洲参考人心脏内血液质量得到

—代表数据缺省

表 4.2　CRAM 身高、体重及其与中国成年男性参考值的差别

	CRAM	中国成年男性参考人	与参考值的差别
身高/cm	170.0	170	0.00%
体重/kg	63.0	63	0.00%

4.1.3　中国成年女性参考人体素模型

中国成年女性参考人体素模型(CRAF)身高 160 cm，体重为 54 kg，与我国职业卫生标准 GBZ/T 200—2007[92,93]一致。CRAF 模型体素尺寸在水平方向的大小为 1.226 mm×1.226 mm，在竖直方向上的大小为 1.98 mm。该模型共划分出了 100 个不同的器官或组织，大部分器官质量与中国参考人数值的差别在 2%以内。其中，骨骼采用与 CRAM 相似的处理方法，建立非均匀骨骼模型，并补充敏感器官，分割胃等器官的壁和内容物，通过腐蚀和膨胀的方法，调整器官体积。CRAF 是目前最为符合 ICRP 103 号出版物(2007)[11]要求的中国女性参考人体素模型。其三维视图如图 4.4 所示。

表 4.3 给出了 CRAF 器官质量与中国成年女性参考人器官质量数据的对比，其中，中国成年女性器官质量的参考值主要来自我国职业卫生标准 GBZ/T 200—2007[92,93]，标准中缺少数据时采用亚洲参考人数据。除了肺、皮肤以外，其他器官密度来自 ICRU 46 号报告，该报告上没有的器官密度取 1.03 g/cm³。由于 CRAF 模型的肺没有充满空气，所以采用合适的肺密度，使肺的质量等于参考质量，通过计算可得，当肺的密度取 0.34 g/cm³ 时，肺的质量与参考质量近似相等。将皮肤密度取为 1.2 g/cm³ 后，CRAF 模型皮肤质量近似等于中国成年女性参考人皮肤质量。表 4.4 给出了 CRAF 身高、体重及其与中国成年女性参考值的差别。

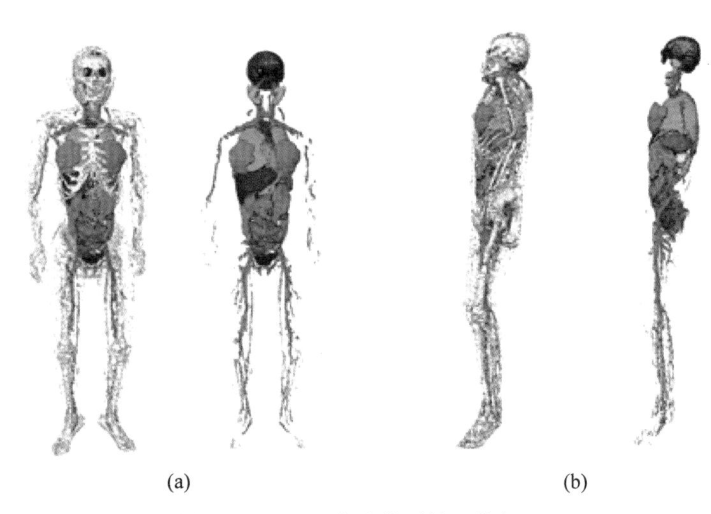

图 4.4 CRAF 体素模型的三维视图

表 4.3 CRAF 器官质量及其与中国成年女性参考值的差别

器官	密度/(g/cm³)	器官质量/g		与参考值的差别
		CRAM	中国成年女性参考人	
膀胱壁	1.04	30.0	30	0.00%
膀胱内容物	1.03	85.0	85[a]	−0.04%
胆囊壁	1.03	7.0	7	0.43%
胆囊内容物	1.03	38.0	38[a]	−0.11%
肝脏	1.06	1 287.5	1 290	−0.19%
红骨髓	1.03	800.0	800	0.00%
骨骼	—	6 331.8	6 000	5.53%
肌肉脂肪软组织	1.03	38 432.6	—	—
甲状腺	1.05	17.0	17	−0.24%
结肠壁	1.03	239.3	240	−0.29%
结肠内容物	1.03	277.5	280[a]	−0.88%
卵巢	1.04	10.9	11	−0.82%
脑	1.04	1 324.8	1 330	−0.39%
皮肤	1.2	1 800.0	1 800	0.00%
脾脏	1.06	149.9	150	−0.07%
乳腺	1.02	299.9	300	−0.05%
肾上腺	1.03	13.0	13	−0.15%
肾脏	1.05	259.9	260	−0.02%
食道壁	1.03	30.1	30	0.33%
食道内容物	1.03	33.9	—	—

续表

器官	密度/(g/cm³)	器官质量/g		与参考值的差别
		CRAM	中国成年女性参考人	
唾液腺	1.03	61.1	62	−1.45%
胃壁	1.03	110.2	110	0.15%
胃内容物	1.03	179.2	180[a]	−0.44%
小肠壁	1.03	448.8	450	−0.28%
小肠内容物	1.03	269.2	270[a]	−0.31%
心脏	1.06	586.2	590[b]	−0.64%
胸腺	1.03	26.8	27	−0.85%
眼球	1	12.1	12	0.42%
胰脏	1.04	99.1	100	−0.87%
子宫	1	70.1	70[a]	0.10%
ET1	1.03	4.0	—	—
ET2	1.03	44.8	—	—
肺	0.34	957.2	960	−0.29%
眼晶体	1.07	0.35	0.35	−0.57%
体内空气	0.00 129	0.0	—	—
气管	1.03	12.8	—	—
口腔黏膜	1.05	5.2	—	—
牙齿	2.75	42.3	—	—
淋巴结	1.03	170.0	170[a]	0.00%
血管	1.06	333.1	—	—

[a] 当中国参考人数据缺失时，采用亚洲参考人 Tanaka 数据

[b] 由中国参考人心脏质量加上亚洲参考人心脏内血液质量得到

—代表数据缺省

表 4.4 CRAF 身高、体重及其与中国成年女性参考值的差别

	CRAM	中国成年女性参考人	与参考值的差别
身高/cm	160.0	160	0.00%
体重/kg	54.1	54	0.13%

4.2 照射条件

外照射的情况多种多样，出于简化评价目的，ICRP 74 号出版物提出了 6 种标准外照射几何条件。并将它们作为标准辐射场，用于计算光子、中子外照射的剂量转换系数，如图 4.5 所示。

计算时人体外为真空区，标准外照射几何条件包括：前后(AP)照射、后前

(PA)照射、左右(LLAT)侧向照射、右左(RLAT)侧向照射、旋转(ROT)照射和各向同性(ISO)照射。其中,AP、PA、LLAT、RLAT 照射类似于较远距离的点源照射;ROT 照射类似于较大面积的地面源照射(如环境污染照射);ISO 照射则类似于放射性事故烟羽浸没照射。通常,AP、ROT 和 ISO 是比较常见的照射情况。

为了建立一套中国成年男、女性参考人的中子、光子外照射剂量转换系数,本章针对上述 6 种标准外照射条件,采用蒙特卡罗程序计算了 CRAM、CRAF 体素模型的器官吸收剂量,给出了器官吸收剂量转换系数,并采用 ICRP 103 号出版物中的组织权重因子,计算了有效剂量转换系数。

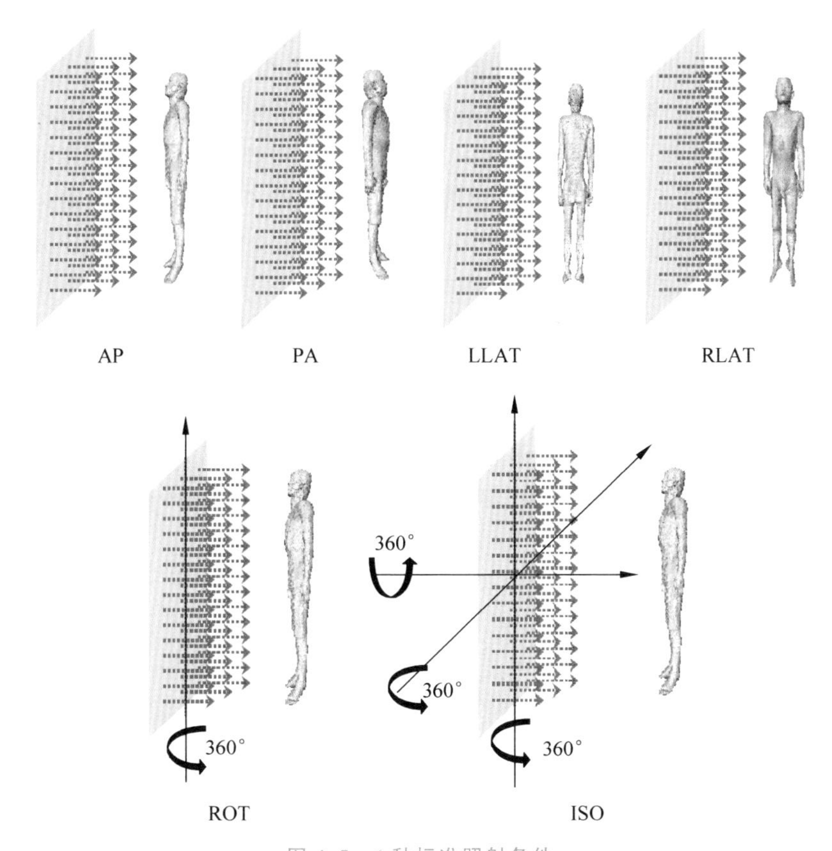

图 4.5　6 种标准照射条件

4.3　蒙特卡罗模拟

在建立的中国成年男、女参考人体素模型 CRAM、CRAF 的基础上,要较准确地计算不同照射条件下人体所受的剂量及其剂量转换系数,就需要利用蒙特卡罗方法进行模拟计算。

4.3.1 蒙特卡罗程序

蒙特卡罗(Monte Carlo)方法是用概率论来解决物理和数学问题的统计方法。这个方法是在20世纪40年代提出来的,并随着电子计算机技术的发展不断得到完善和推广。蒙特卡罗方法能比较逼真地描述具有随机性质事件的特点及物理过程,几何条件限制小,收敛速度与问题的维数无关,而且蒙特卡罗程序结构简单。目前在粒子输运,统计物理,典型数学问题,真空技术,医学,生物学等方面都有广泛的应用。

在粒子输运的模拟中,通常使用的蒙特卡罗程序有EGS,FLUKA,GEANT4,MCNP等。EGS程序具有元素和介质材料齐全(原子序数在1～100内的元素的截面数据),能量范围广(1 keV～1 GeV),开放式结构等优点,可用于模拟光子和电子在物质中的输运。FLUKA程序是可以模拟大约60种不同粒子输运和相互作用的大型计算程序,包括能量为1 keV到数千TeV的光子和电子,任何能量的中微子和μ子,能量高达20 TeV的强子等。GEANT程序是由欧洲核子中子(CERN)和日本高能物理研究所(KEK)主导,有20多个机构参与,几十位科学家参与编写的一个大型的蒙特卡罗开发程序包,主要用于模拟高能物理实验。MCNP是美国洛斯阿拉莫斯实验室开发的蒙特卡罗输运程序,具有简单的三维几何模型描述、精细的截面数据和多种减方差技巧,功能齐全,在反应堆和核安全系统的设计、临界分析、辐射剂量、辐射损伤、空间辐射环境等研究中得到广泛应用[14]。

4.3.2 体素模型的描述

本文采用栅格方法对CRAM及CRAF体素模型进行描述。下面以CRAM模型胸腔部分为例,对它在蒙特卡罗程序中的栅格描述方法进行简要介绍。

体素模型中的每种器官或组织均被赋予一个特定的器官代号(这里称为U序号)。体素模型实际上是由一个三维数组$U(i,j,k)$所构成的,坐标(i,j,k)代表体素的位置,而数组值$U(i,j,k)$则代表该体素的U序号,即说明该体素属于何种器官或组织。

CRAM模型胸腔部分在蒙特卡罗程序中的栅格描述过程如下:

(1) 首先定义体素的大小。定义单个体素为立方体尺寸,即1.741 mm×1.741 mm×1 mm。同时,依CRAM模型三维数组的大小定义一个包络立方体,该包络立方体的尺寸应严格等于或略小于数组的几何尺寸,以保证在体素填充时,能够得到完全填充。

(2) 定义器官或组织的 U 序号。

(3) 定义三维栅格。定义栅元,同时定义它的 U 序号。栅元是由立方体元素组成的栅格矩阵,每个立方体为上文定义的体素立方体(即一个体素)。用指定的聚合 U 序号填充栅格矩阵,每个 U 序号即代表一个属于特定器官 U 的体素。

(4) 将三维栅格栅元,填充到之前定义好的包络立方体中。

在实际操作中,采用的 Matlab 语言将 CRAM、CRAF 体素模型的数据输出为栅格文本数据,完成体素模型的栅格填充。

4.4 外照射剂量转换系数

中国参考人外照射剂量转换系数包括 CRAM 模型光子外照射器官吸收剂量转换系数、CRAF 模型光子外照射器官吸收剂量转换系数、CRAM 模型中子外照射器官吸收剂量转换系数、CRAF 模型中子外照射器官吸收剂量转换系数和中国参考人光子、中子外照射有效剂量转换系数,计算结果的统计误差与 ICRP 116 号出版物相当。

1. CRAM 模型光子外照射器官吸收剂量转换系数

分别针对 AP、PA、LLAT、RLAT、ROT 和 ISO 6 种标准外照射几何,10 keV~10 MeV 能量范围内的 22 个光子能量点,CRAM 模型中的 30 种器官,共计算了 3 960 组光子外照射器官吸收剂量转换系数。其中,对于 20 keV 以上能量的光子照射,蒙特卡罗计算的统计误差均小于 1%。仅对于 20 keV 以下能量照射情况,部分人体深部小器官的计算统计误差稍大。器官吸收剂量转换系数详见附录 B1~附录 B10。

2. CRAF 模型光子外照射器官吸收剂量转换系数

分别针对 AP、PA、LLAT、RLAT、ROT 和 ISO 6 种标准外照射几何,10 keV~10 MeV 能量范围内的 22 个光子能量点,CRAF 模型中的 30 种器官,共计算了 3 960 组光子外照射器官吸收剂量转换系数。CRAF 模型光子外照射器官吸收剂量转换系数计算过程中的统计误差的分布与 CRAM 模型的情况类似。对于 20 keV 以上能量的光子照射,蒙特卡罗计算的统计误差均小于 1%,对于 20 keV 以下能量照射情况,部分人体深部小器官的统计误差稍大。器官吸收剂量转换系数详见附录 B11~附录 B20。

3. CRAM 模型中子外照射器官吸收剂量转换系数

分别针对 AP、PA、LLAT、RLAT、ROT 和 ISO 6 种标准外照射几何,1×10^{-8}~20 MeV 能量范围内的 23 个中子能量点,CRAM 模型的 30 种器官,共计算了 4 140 组中子外照射器官吸收剂量转换系数。详见附录 C1~附录 C10,附录中 95%以上的计算数据统计误差小于1%。

4. CRAF模型中子外照射器官吸收剂量转换系数

分别针对AP、PA、LLAT、RLAT、ROT和ISO 6种标准外照射几何，1×10^{-8}～20 MeV能量范围内的23个中子能量点，CRAF模型的30种器官，共计算了4 140组中子外照射器官吸收剂量转换系数。CRAF模型中子外照射器官吸收剂量转换系数计算结果的统计误差与CRAM模型相似。器官吸收剂量转换系数详见附录C11～附录C20，附录中95%以上的计算数据统计误差小于1%。

5. 中国参考人体素模型光子、中子外照射有效剂量转换系数

在光子、中子器官吸收剂量转换系数的基础上，依据ICRP 103号出版物中的辐射权重因子W_R以及组织权重因子W_T，计算了AP、PA、LLAT、RLAT、ROT和ISO 6种标准外照射几何，10 keV～10 MeV能量范围内的22个光子能量点，132组中国参考人光子外照射全身有效剂量转换系数。此外，计算了AP、PA、LLAT、RLAT、ROT和ISO 6种标准外照射几何，1×10^{-8}～20 MeV能量范围内的23个中子能量点，138组中国参考人中子外照射全身有效剂量转换系数。详见附录A1、附录A2。

5 外照射剂量转换系数的计算与比较

5.1 光子外照射剂量转换系数

5.1.1 光子在人体中的能量沉积特点

光子主要通过三种相互作用方式将能量转移给电子或正电子：光电效应、康普顿效应和电子对效应。人体内沉积的能量是由电子或正电子在路径上的能量转移及损失决定的。电子和正电子在电离和正电子湮没后，以韧致辐射和特征 X 射线的形式产生次级光子。

在软组织中，光子能量低于 30 keV 时，光子能量沉积中光电效应占优势；能量在 30 keV 和 25 MeV 之间时，光子能量主要通过康普顿散射转移给电子；能量高于 25 MeV 时，电子对效应占优势。

5.1.2 普通器官剂量的计算

因为 CRAM 和 CRAF 体素模型中无法对皮肤、红骨髓、骨表面等器官进行真实地描述，它们的剂量计算方法稍微复杂一些。相对而言，这里将除皮肤、红骨髓、骨表面之外的其他器官称为“普通器官”。这些器官的平均吸收剂量可采用蒙特卡罗程序直接进行计算，光子截止能量为 1 keV，电子截止能量取 50 keV。

普通器官 T 的平均吸收剂量 D_T(J/kg)，采用器官内沉积能量 DEP(MeV)除以该器官的质量 m_T(kg)得到，即

$$D_T = 1.602 \times 10^{-13} \times \mathrm{DEP}/m_T \tag{5.1}$$

其中，1.602×10^{-13} 为单位换算常数。

5.1.3 皮肤剂量及骨剂量的计算

1. 皮肤剂量的计算

人体皮肤覆盖在表面，厚度较薄，而 CRAM 和 CRAF 模型中单个体素的棱长大于真实皮肤厚度，导致人体模型皮肤比真实情况偏厚。计算中借鉴微剂量学组织等效正比计数器的测量原理，提出“等效质量厚度”(equivalent mass-thickness, EMT)方法计算皮肤剂量[60,95]。该方法的基本思想是：通过降低“厚皮肤”的密度，使得“厚皮肤”的质量厚度等于真实皮肤的质量厚度。在蒙特卡罗计算中记录“低密度厚皮肤”内的沉积能量，进而直接除以皮肤质量得到皮肤剂量。EMT 方法使得皮肤剂量的计算更为准确。同时，该方法仅需在体素模型描述中合理设定皮肤密度，这使得皮肤剂量的计算与其他“普通器官”相同，具体实现过程得到了简化。

2. 骨剂量的计算

红骨髓、骨表面作为辐射敏感组织分布在各个骨骼中，几何尺度很小，根据骨

模型不同有多种计算方法。由于本文中骨模型为非均匀骨模型,故采用下述方法进行骨剂量计算。

(1) 骨表面剂量的计算

骨表面过去认为存在于皮质骨(哈弗管内)、骨小梁等密质骨表面 10 μm 厚的软组织中,因此,过去通常采用整个骨骼(包括皮质骨和松质骨)的平均吸收剂量作为骨表面剂量的保守估计,称为"骨骼近似法"。而近年研究认为,骨表面不存在于皮质骨中,而主要存在于骨小梁和长骨骨髓腔的表面(即松质骨内)。此外,Kramer 等人采用微观骨模型的研究显示,骨骼近似方法忽略了外层皮质骨的屏蔽作用,且将皮质骨剂量作为骨表面剂量的一部分进行计算,从而过高估计了骨表面的剂量。鉴于此,在建立 CRAM 和 CRAF 骨骼体素模型时,特地对皮质骨进行了分割。所以,本文采用松质骨的平均剂量作为骨表面剂量,即采用"松质骨近似方法"计算骨表面剂量[60,95]。

(2) 红骨髓剂量的计算

对红骨髓吸收剂量的计算包括 1CF(one correction factor)方法、2CFs 方法、3CFs 方法、DRF(剂量响应函数)方法、直接计算方法等。本文采用 3CFs-改进方法计算 CRAM(CRAF)模型的红骨髓剂量,不同部位骨骼的红骨髓剂量计算如式(5.2)所示,它类似于 3CFs 方法的积分形式[60, 95]。

$$D_{\mathrm{RBM}} = D_{\mathrm{SPA}} \cdot \frac{\int_E \left(\frac{\mu_{\mathrm{en}}}{\rho}(E)\right)_{\mathrm{RBM}} \cdot \varphi(E) \cdot KS(E) \cdot E\mathrm{d}E}{\int_E \left(\frac{\mu_{\mathrm{en}}}{\rho}(E)\right)_{\mathrm{SPA}} \cdot \varphi(E) \cdot E\mathrm{d}E} \tag{5.2}$$

其中,D_{RBM} 和 D_{SPA} 为骨骼中红骨髓、松质骨的吸收剂量,KS 因子采用 King 和 Spiers 文献中 44 岁成年人的 KS 数据[95],E、$\varphi(E)$ 指松质骨中的光子能量和注量。

在分别计算不同部位红骨髓吸收剂量的基础上,最终红骨髓的平均吸收剂量 $\overline{D}_{\mathrm{RBM}}$ 为各部位红骨髓吸收剂量的质量加权平均值,如式(5.3)所示。

$$\overline{D}_{\mathrm{RBM}} = \sum_i R_i \cdot D_{i,\mathrm{RBM}} \tag{5.3}$$

其中,R_i 为骨骼 i 中的红骨髓质量占红骨髓总质量的比例。

5.1.4 器官吸收剂量转换系数比较

1. 不同照射情形下的比较

图 5.1～图 5.6 给出了 6 种标准照射情形下 CRAM 模型胃、肝、眼晶体,以及 CRAF 模型乳腺、肺、红骨髓的光子吸收剂量转换系数。对于胃和肝(非对称器官),AP 照射的剂量转换系数最大,而反侧向照射的剂量转换系数最小。例如

RLAT 对于胃，LLAT 对于肝均属于反侧向照射，它们的剂量转换系数是最小的。对于眼晶体和乳腺(浅表器官)，在低能时 AP 照射的剂量转换系数最大，PA 照射的剂量转换系数最小，高能时则相反，其他照射条件的转换系数介于二者之间。对于肺和红骨髓，因它们近似对称地分布于人体两侧，所以 LLAT 和 RLAT 的照射剂量近乎相等；相比其他照射条件，它们的剂量系数也最小。

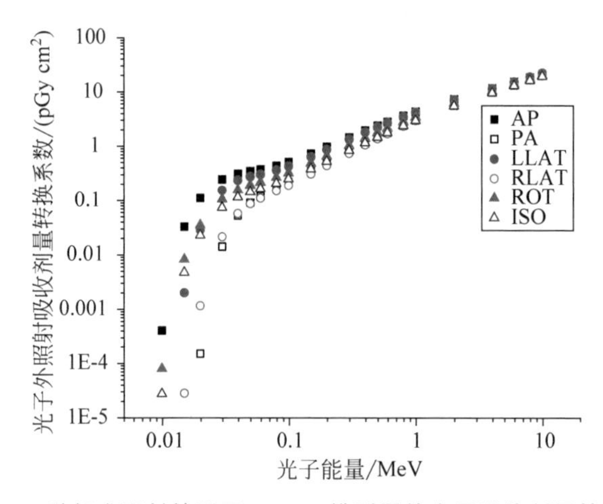

图 5.1　6 种标准照射情形下 CRAM 模型胃的光子吸收剂量转换系数

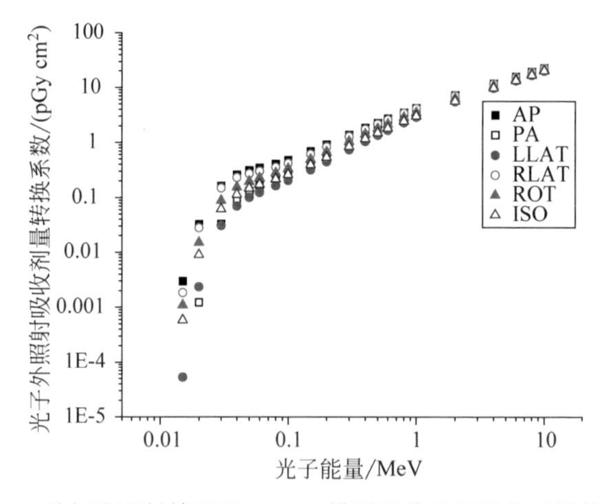

图 5.2　6 种标准照射情形下 CRAM 模型肝的光子吸收剂量转换系数

2. CRAM、CRAF 模型数据与 ICRP 116 号出版物的比较

在 CRAM、CRAF 模型众多组织器官中，选取胃、肝脏、骨表面、红骨髓这些权重因子大的器官，以及睾丸、甲状腺这些具有代表性的小器官，将其吸收剂量转换系数与 ICRP 116 号出版物中的数据做比较，并详细分析了产生差别的原因。

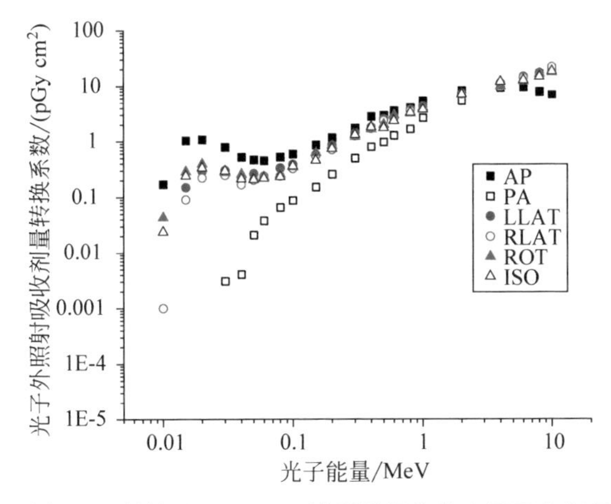

图 5.3　6 种标准照射情形下 CRAM 模型眼晶体的光子吸收剂量转换系数

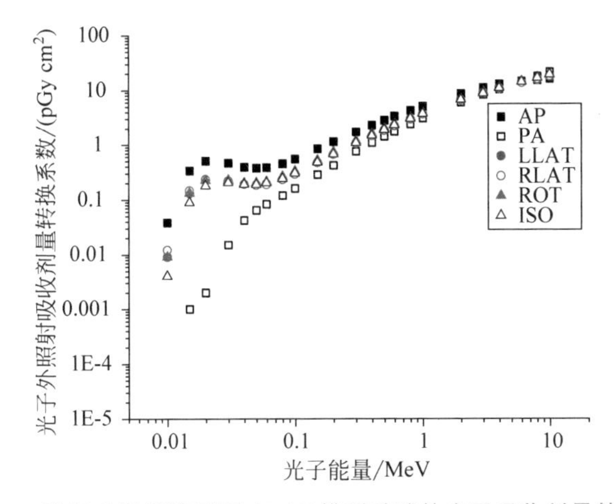

图 5.4　6 种标准照射情形下 CRAF 模型乳腺的光子吸收剂量转换系数

图 5.7 和图 5.8 给出了不同模型在 AP、RLAT 照射下胃的吸收剂量转换系数。在 AP 照射下，CRAM 模型数据与 ICRP 116 号出版物成年男性参考人模型的数据的比较表明，光子能量在 0.1 MeV 以上时，二者差别小于 3%；CRAF 模型数据与 ICRP 116 号出版物成年女性参考人模型数据相比，光子能量在 0.1 MeV 以上时，二者差别小于 11%；在 RLAT 照射下，中国参考人的剂量转换系数明显偏高，光子能量在 0.1 MeV 时，CRAM 模型数据比 ICRP 116 号出版物成年男性参考人模型的数据高 60%左右，随着光子能量的增大，这一差异逐渐减小，在 10 MeV 时差异小于 10%，光子能量在 0.1 MeV 时，CRAF 模型数据比 ICRP 116 号出版物成年女性参考人模型数据高约 30%，随着光子能量的增大，两者趋于一致。

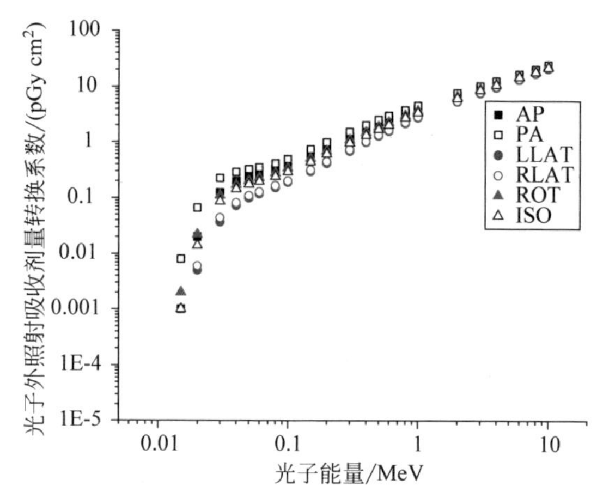

图 5.5 6 种标准照射情形下 CRAF 模型肺的光子吸收剂量转换系数

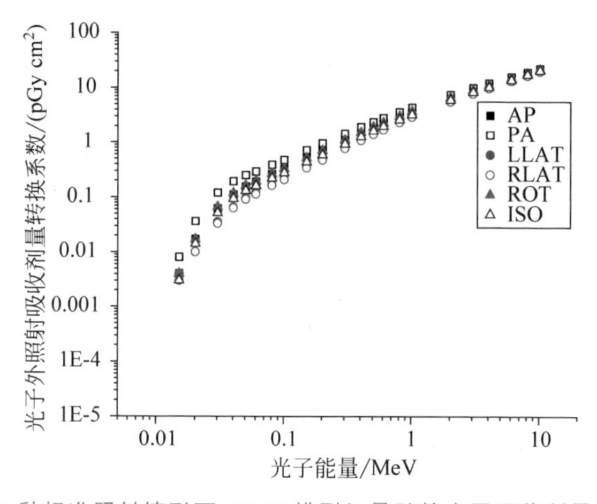

图 5.6 6 种标准照射情形下 CRAF 模型红骨髓的光子吸收剂量转换系数

与 ICRP 116 号出版物相比，RLAT 照射下中国参考人胃的剂量转换系数明显偏高，AP 照射下却保持一致。这是因为高加索人种的身高、体重明显大于中国人，导致其胸腔侧向厚度大于中国人的侧向厚度。然而，由于不同模型身体前部均有较厚的脂肪层，不同模型前部的脂肪层厚度的差异没有侧向明显，因此，AP 照射下不同模型剂量转换系数的差异较小。

图 5.9 和图 5.10 给出了不同模型在 AP 和 ISO 照射下肝脏的剂量转换系数。在 AP 照射下，CRAM 模型肝脏的吸收剂量转换系数与 ICRP 116 号出版物男性参考人的差别不大，光子能量高于 0.1 MeV 时，二者相差约 3%；光子能量高于 0.1 MeV 时，CRAF 模型肝脏的数据比 ICRP 116 号出版物女性参考人的数据低

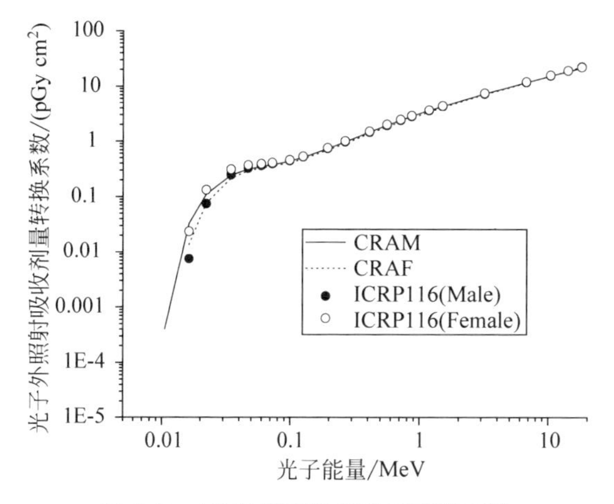

图 5.7 AP 照射下胃的剂量转换系数

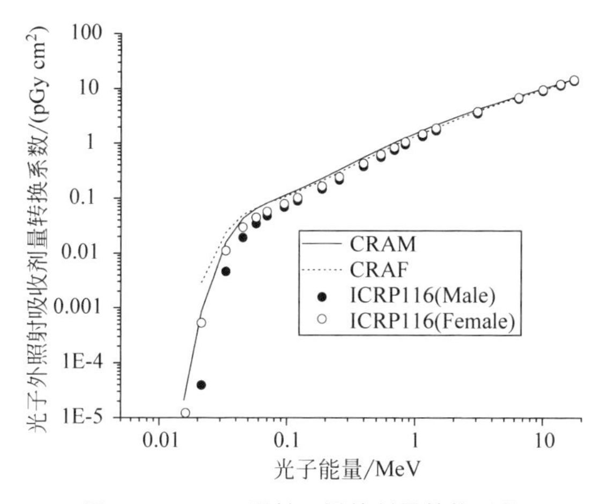

图 5.8 RLAT 照射下胃的剂量转换系数

约 10%，肝脏剂量转换系数的差异和胃的差异接近。在 ISO 照射下，中国参考人肝脏的吸收剂量转换系数与 ICRP 116 号出版物参考人的数据接近，光子能量高于 0.1 MeV 时，CRAM 模型的数据与 ICRP 116 号出版物男性参考人的数据相差 1%左右，CRAF 模型的数据与 ICRP 116 号出版物女性参考人的数据相差约 4%。各向同性的 ISO 照射情况下，某一方向脂肪厚度差异对剂量的影响较小，因此中国参考人和 ICRP 参考人的剂量转换系数接近。

图 5.11 和图 5.12 给出了不同模型在 AP 照射下骨表面和红骨髓的剂量转换系数。从图 5.11 可以看出，CRAM 模型 AP 照射下骨表面的剂量转换系数与 ICRP 116 号出版物成年男性参考人模型的数据差别不大，光子能量在 0.1 MeV

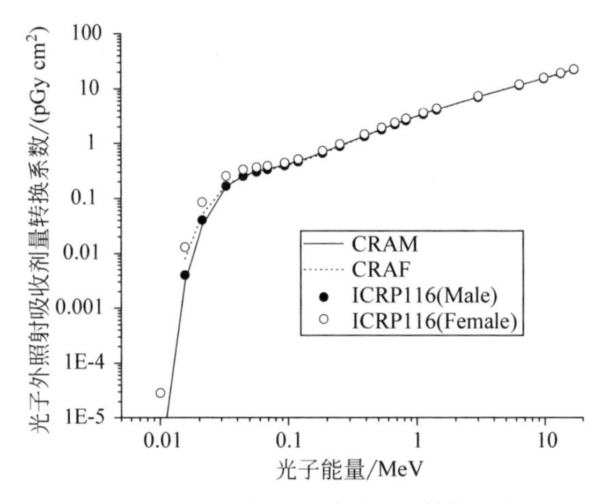

图 5.9　AP 照射下肝脏的剂量转换系数

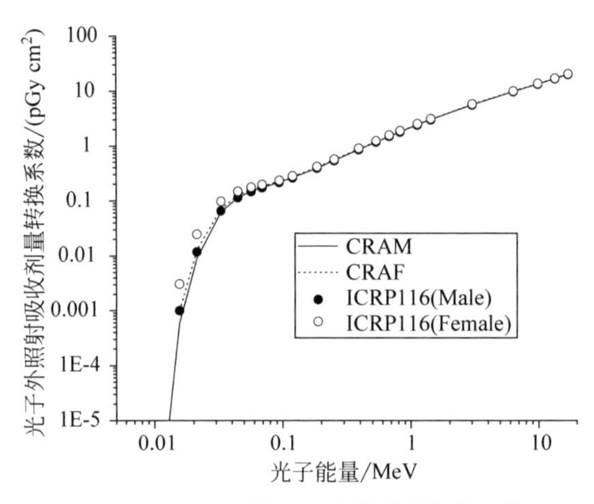

图 5.10　ISO 照射下肝脏的剂量转换系数

以上时,差别小于 3%。CRAF 模型数据比 ICRP 116 号出版物成年女性参考人模型的数据偏低,但差别不大,光子能量在 0.1 MeV 时,差别约为 6%,光子能量在 1 MeV 以上时,差别小于 5%。从图 5.12 可以看出,光子能量较低时,红骨髓的吸收剂量转换系数由低到高依次为 CRAF、CRAM、ICRP 116 号出版物成年女性参考人和成年男性参考人。CRAM 与 CRAF 结果较接近可能是由于计算同样使用了 3CFs-改进方法,而 ICRP 116 号出版物中将含有红骨髓的骨骼的平均剂量作为红骨髓的剂量,忽略了不同骨组织之间的光子质量吸收系数之间的差别,在较低的光子能量照射下会高估红骨髓的剂量,因此计算方法的差别在低能区反映更为明显,而高能区中四者符合较好。

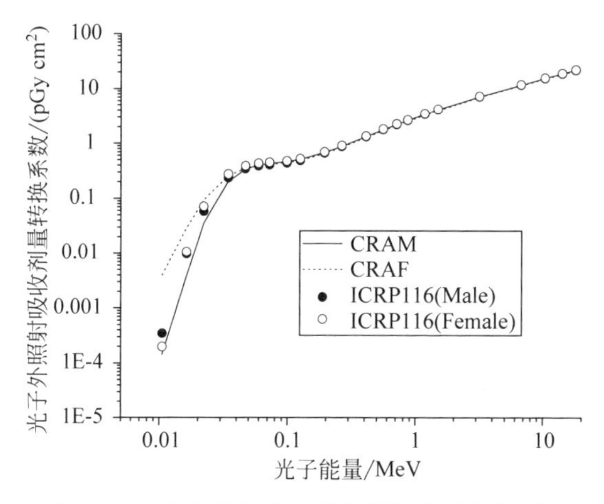

图 5.11 AP 照射下骨表面的吸收剂量转换系数

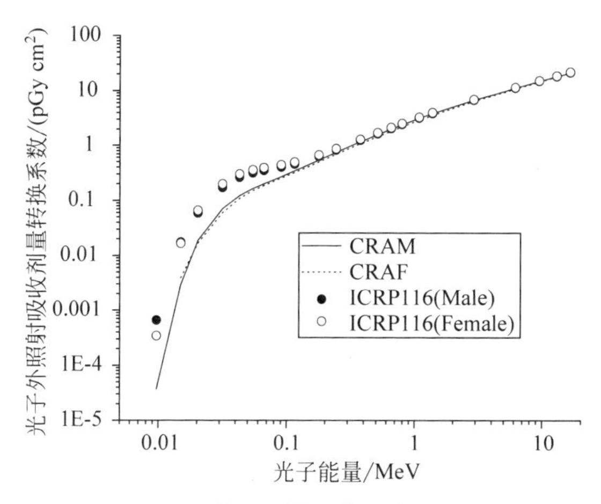

图 5.12 AP 照射下红骨髓的吸收剂量转换系数

图 5.13 和图 5.14 给出了不同模型在 AP 和 PA 照射下睾丸的吸收剂量转换系数。在 AP 照射下，光子能量在 2 MeV 以下时，CRAM 模型睾丸的吸收剂量转换系数低于 ICRP 116 号出版物的数据，在 0.1 MeV 以下时，差别在 10%以上，随着光子能量的增大，这一差别逐渐减小。光子能量大于 2 MeV 时 CRAM 模型的数据高于 ICRP 116 号出版物参考人的数据，随着光子能量的增大差别逐渐增大。这主要由于 CRAM 人体模型与 ICRP 男性人体模型相比，睾丸的位置更靠近人体后方，因此能量低于 2 MeV 时 CRAM 模型数据低于 ICRP 男性参考人模型数据；对于能量大于 2 MeV 的较高能量射线，由于睾丸是浅表器官，而 ICRP 男性参考人的睾丸位置相对靠前，因此 ICRP 男性参考人模型剂量转换系数较小。在 PA 照射

下，光子能量在 0.1 MeV 时，CRAM 模型数据比 ICRP 116 号出版物数据高约 18%，随着光子能量的增大，两者趋于一致，这是因为 CRAM 模型臀部脂肪厚度较小，对睾丸的遮挡较少。

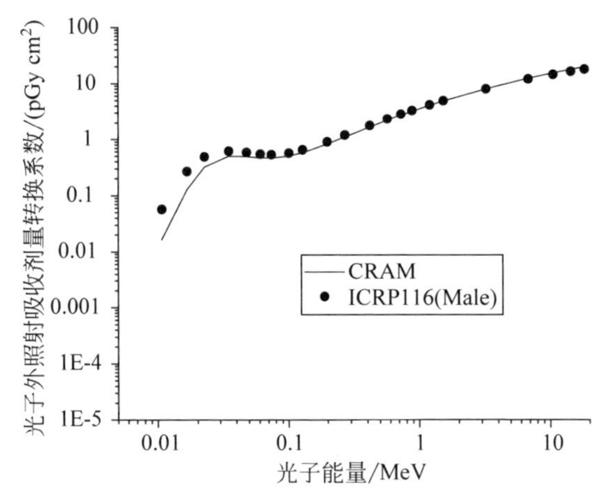

图 5.13 AP 照射下睾丸的吸收剂量转换系数

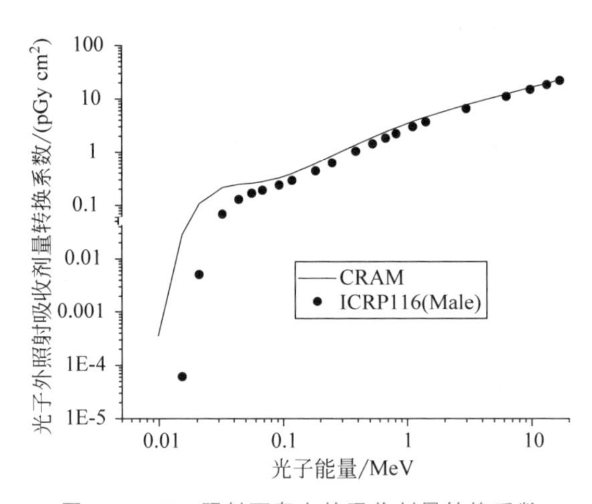

图 5.14 PA 照射下睾丸的吸收剂量转换系数

图 5.15 和图 5.16 给出了不同模型在 AP 和 LLAT 照射下甲状腺的吸收剂量转换系数。AP 照射下，CRAM 模型甲状腺的吸收剂量转换系数仅在光子能量非常低(0.05 MeV 以下)时高于 ICRP 116 号出版物男性参考人模型的数据，在其他能量下都稍低。光子能量在 0.05～4 MeV 时，差别较小，在 3%以内，光子能量在 4 MeV 以上时，差别在 15%左右。CRAF 模型的数据低于 ICRP 116 号出版物女性参考人模型的数据，光子能量高于 0.1 MeV 时，差别在 10%左右。

与ICRP 116号出版物相比,LLAT照射下男性和女性中国参考人甲状腺的剂量转换系数都明显偏高,对比两组人体模型的具体器官位置,发现这是因为中国参考人模型中甲状腺相对肩部位置更高,而ICRP参考人模型的甲状腺被肩部遮挡,从而受到的侧向射线相对较少。

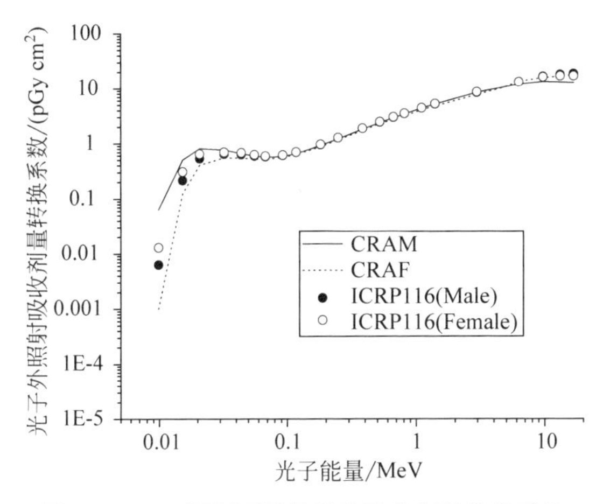

图 5.15 AP照射下甲状腺的吸收剂量转换系数

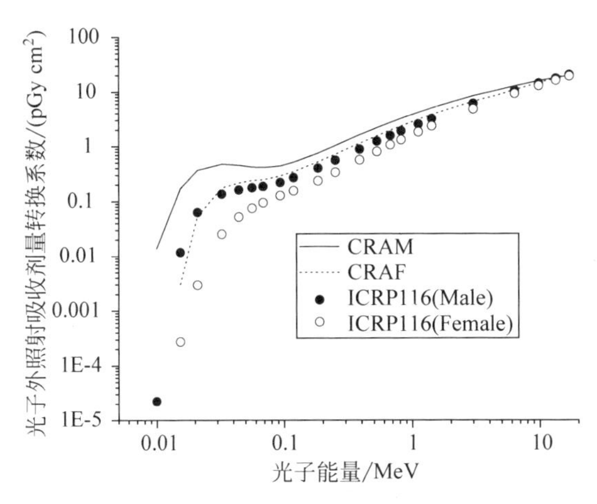

图 5.16 LLAT照射下甲状腺的吸收剂量转换系数

5.1.5 有效剂量转换系数的比较

在器官吸收剂量转换系数的基础上,依据ICRP 103号出版物中的辐射权重因子 W_R 以及组织权重因子 W_T,计算了中国参考人体素模型的有效剂量转换系数。图5.17给出了6种照射情形下中国参考人的光子外照射有效剂量转换系数,由于对有效剂量至关重要的器官大部分位于身体的前部，AP 照射下的有效剂量转换系数最大，光子能量较低时，PA 照射下的有效剂量转换系数最小。手臂和躯干侧向的厚度使粒子到重要器官需要输运较长的距离，因此，RLAT 和 LLAT 照射下有效剂量转换系数较小。ROT 和 ISO 照射是均匀照射，这两种照射情形下的有效剂量转换系数处于中间位置。

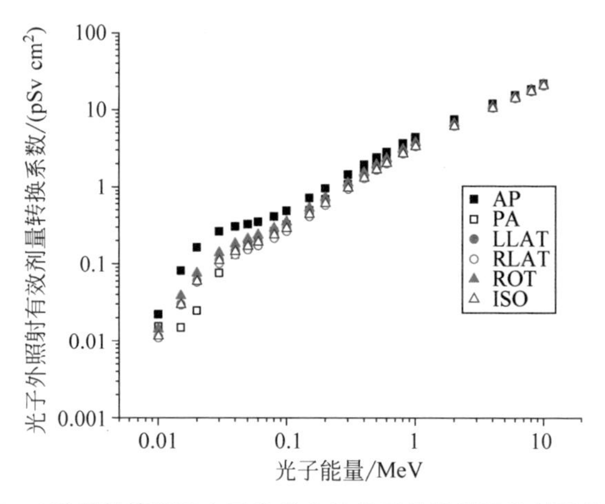

图 5.17　6 种照射情形下中国参考人的光子外照射有效剂量转换系数

图 5.18 给出了 6 种照射情形下，中国参考人光子外照射有效剂量转换系数与 ICRP 116 号出版物中数据的比值。可以看出，光子能量大于 0.1 MeV 时，ROT 和 ISO 两种照射情形下中国参考人的数据与 ICRP 116 号出版物的数据差异很小，在 3%以内。光子能量大于 0.1 MeV 时，AP 和 PA 两种照射情形下中国参考人的数据比 ICRP 116 号出版物的数据略小，且差异在 10%以内。侧向照射情形下，中国参考人光子外照射有效剂量转换系数比 ICRP 116 号出版物的数据一般要大，其

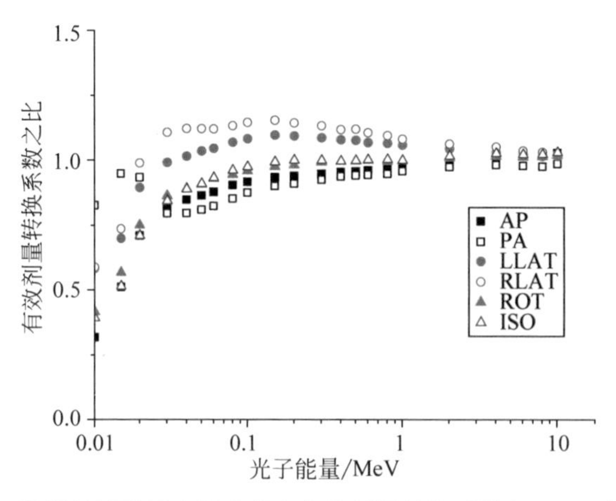

图 5.18　6 种照射情形下中国参考人有效剂量转换系数与 ICRP 参考人之比

中，LLAT 照射下，光子能量在 0.1 MeV 时，中国参考人的数据比 ICRP 116 号出版物的数据高约 10%，光子能量在 1 MeV 以上时，中国参考人的数据与 ICRP 116 号出版物的数据的差异约为 5%；RLAT 照射下，光子能量在 0.1 MeV 时，中国参考人的数据比 ICRP 116 号出版物的数据高约 15%，光子能量在 1 MeV 以上时，中国参考人的数据与 ICRP 116 号出版物的数据的差异约为 5%。随着光子能量的增大，不同照射情形下中国参考人的光子外照射有效剂量转换系数之间的差异，以及中国参考人光子外照射有效剂量转换系数与 ICRP 116 号出版物中数据的差异递减，这是由光子与人体的相互作用机理决定的。

5.2 中子外照射剂量转换系数

5.2.1 中子在人体中的能量沉积特点

对于能量小于 20 MeV 的中子照射，人体组织的吸收剂量主要由两部分构成，即 $D=D_n+D_p$。其中，D_n 代表中子产生的重带电粒子和反冲核所造成的剂量。重带电粒子如质子、α 粒子，它们来源于两个过程，即弹性散射和中子俘获，例如重要的 $^{14}N(n,p)^{14}C$ 反应，释放的质子能量约为 0.6 MeV。这些重粒子在软组织中的射程较短，远小于多数器官的几何尺寸，带电粒子平衡条件是成立的。例如 10 MeV、20 MeV 反冲质子在水中的射程仅分别为 1.2 mm 和 4.3 mm。D_p 则代表次级光子所产生的剂量。次级光子主要来源于两个物理过程，即非弹性散射和中子(n, γ)俘获反应。其中较为重要的 $^1H(n,\gamma)^2D$ 反应释放的光子能量为 2.2 MeV，也容易形成辐射粒子平衡。所以，对于 20 MeV 以下能量的中子照射，上述两个部分均可采用 kerma(比释动能)近似方法进行计算。

5.2.2 器官剂量的计算

1. 普通器官剂量的计算

对中子外照射情况，用蒙特卡罗程序记录中子、次级光子所沉积的能量。除红骨髓、骨表面之外的器官(包括皮肤)皆可由输出文件得到统计数据进行直接计算得到平均吸收剂量 D_T(pGy)。公式如下：

$$D_T=1\times10^{24}\cdot AE \tag{5.4}$$

其中 AE(1×10^9 J/g)为统计所得器官平均能量沉积。

2. 骨剂量的计算

与光子外照射的情况类似，中子外照射的骨表面剂量同样采用松质骨近似方法计算[60]。对于中子外照射的红骨髓剂量，本文采用式(5.5)、式(5.6)分别计算不同部位骨骼中红骨髓的中子、次级光子剂量，进而按照式(5.7)计算该部位骨骼中红骨髓的吸收剂量。总红骨髓平均吸收剂量，则按红骨髓在不同部位骨骼的质量比例加权计算得到。

$$D_{\mathrm{n,RBM}} = D_{\mathrm{n,SPA}} \cdot \frac{\int_E \varphi(E)_{\mathrm{n,SPA}} \cdot K_{\mathrm{RBM}} \mathrm{d}E}{\int_E \varphi(E)_{\mathrm{n,SPA}} \cdot K_{\mathrm{SPA}} \mathrm{d}E} \tag{5.5}$$

其中，$D_{\mathrm{n,SPA}}$ 为松质骨的中子剂量，由蒙特卡罗程序计算得到。K_{RBM}、K_{SPA} 分别为红骨髓、松质骨的中子 kerma 系数，取自 ICRU 46 号报告[94]。

$$D_{\mathrm{p,RBM}} = D_{\mathrm{p,SPA}} \cdot \frac{\int_E \left(\frac{\mu_{\mathrm{en}}}{\rho}(E)\right)_{\mathrm{RBM}} \cdot \varphi(E)_{\mathrm{n,SPA}} \cdot KS(E) \cdot E\mathrm{d}E}{\int_E \left(\frac{\mu_{\mathrm{en}}}{\rho}(E)\right)_{\mathrm{SPA}} \cdot \varphi(E)_{\mathrm{n,SPA}} \cdot E\mathrm{d}E} \tag{5.6}$$

其中，$D_{\mathrm{p,SPA}}$ 为松质骨的次级光子剂量；$\left(\frac{\mu_{\mathrm{en}}}{\rho}(E)\right)_{\mathrm{RBM}}$、$\left(\frac{\mu_{\mathrm{en}}}{\rho}(E)\right)_{\mathrm{SPA}}$ 分别为 RBM、松质骨的质量吸收系数；KS(E)为 King-Spiers 因子[95]。

$$D_{\mathrm{RBM}} = D_{\mathrm{n,RBM}} + D_{\mathrm{p,RBM}} \tag{5.7}$$

5.2.3 器官吸收剂量转换系数的比较

1. 不同照射情形下的比较

图 5.19 给出了 6 种标准照射情形下 CRAM 模型胃、肝、眼晶体，以及 CRAF 模型乳腺、肺、红骨髓的中子吸收剂量转换系数。对于胃和肝(非对称器官)，AP 照射的剂量转换系数最大，而反侧向照射的剂量转换系数最小。例如 RLAT 对于胃，LLAT 对于肝均属于反侧向照射，它们的剂量转换系数是最小的。对于眼晶体和乳腺(浅表器官)，AP 照射的剂量转换系数最大，PA 照射的剂量转换系数最小，其他照射条件的转换系数介于二者之间。对于肺和红骨髓，因它们近似对称地分布于人体两侧，所以 LLAT 和 RLAT 的照射剂量近乎相等；相比其他照射条件，它们的剂量转换系数也最小。

2. CRAM、CRAF 器官吸收剂量转换系数与 ICRP 116 号出版物数据的比较

图 5.20、5.21 给出了 CRAM、CRAF 器官吸收剂量转换系数与 ICRP 116 号出版物器官吸收剂量吸收的比较。图 5.20(a)、(b)分别给出了 RLAT、AP 照射下胃的吸收剂量转换系数，与 ICRP 116 号出版物数据相比，RLAT 照射下中国参考人胃的吸收剂量转换系数明显偏高，AP 照射下却保持一致。RLAT 照射下在低能区(≤2 MeV)，CRAM 胃的吸收剂量转换系数比 ICRP 116 号出版物数据大 80%左右；在高能区(4～20 MeV)，CRAM 胃的吸收剂量转换系数比 ICRP 116 号出版物数据大 30%左右。这是因为高加索人种的身高、体重明显大于中国人，导致其胸腔侧向厚度大于中国人的侧向厚度。然而，由于不同模型身体前部均有较

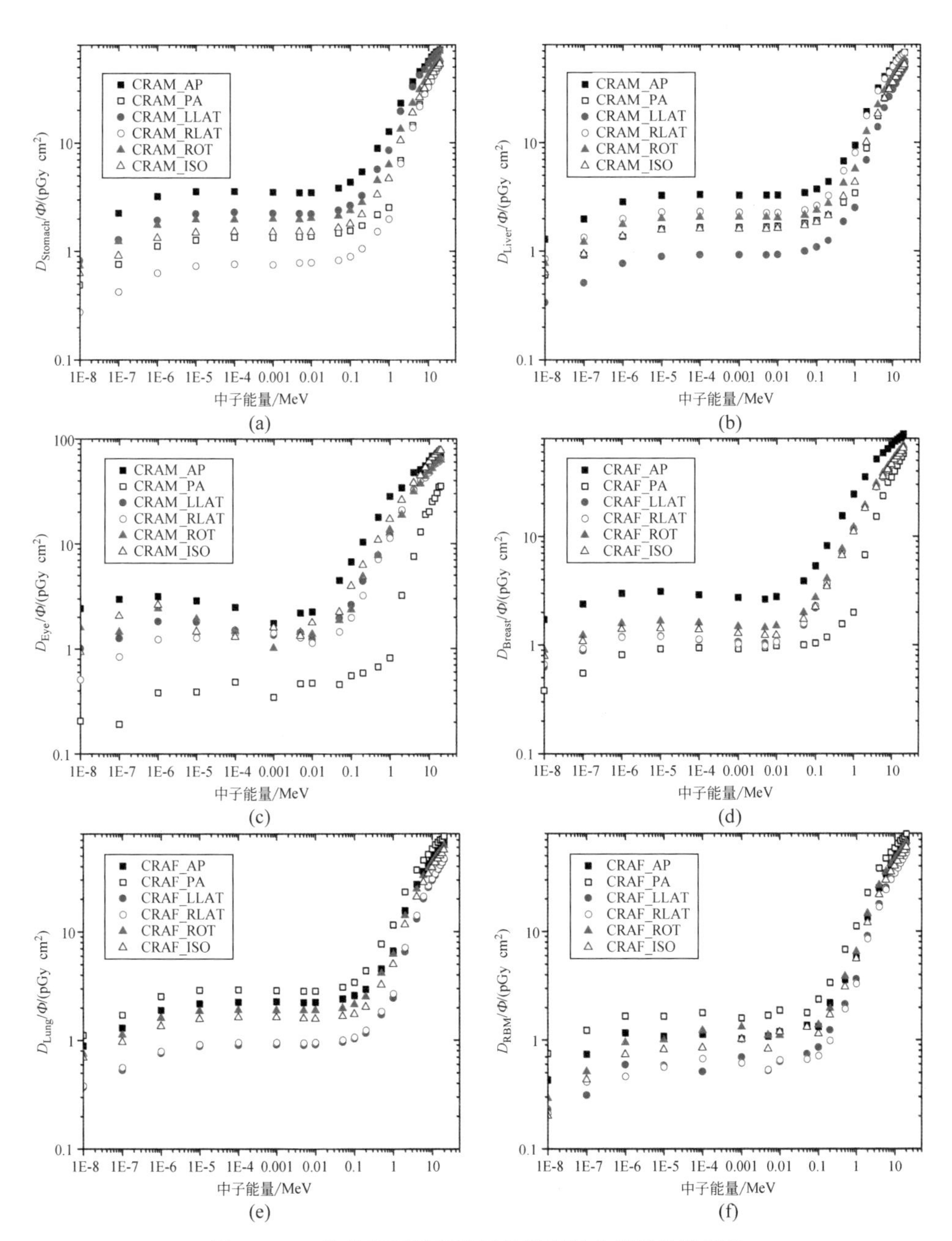

图 5.19 6 种标准照射情形下的器官吸收剂量转换系数

(a) CRAM 模型的胃；(b) CRAM 模型的肝脏；(c) CRAM 模型的眼晶体；(d) CRAF 模型的乳腺；(e) CRAF 模型的肺；(f) CRAF 模型的红骨髓

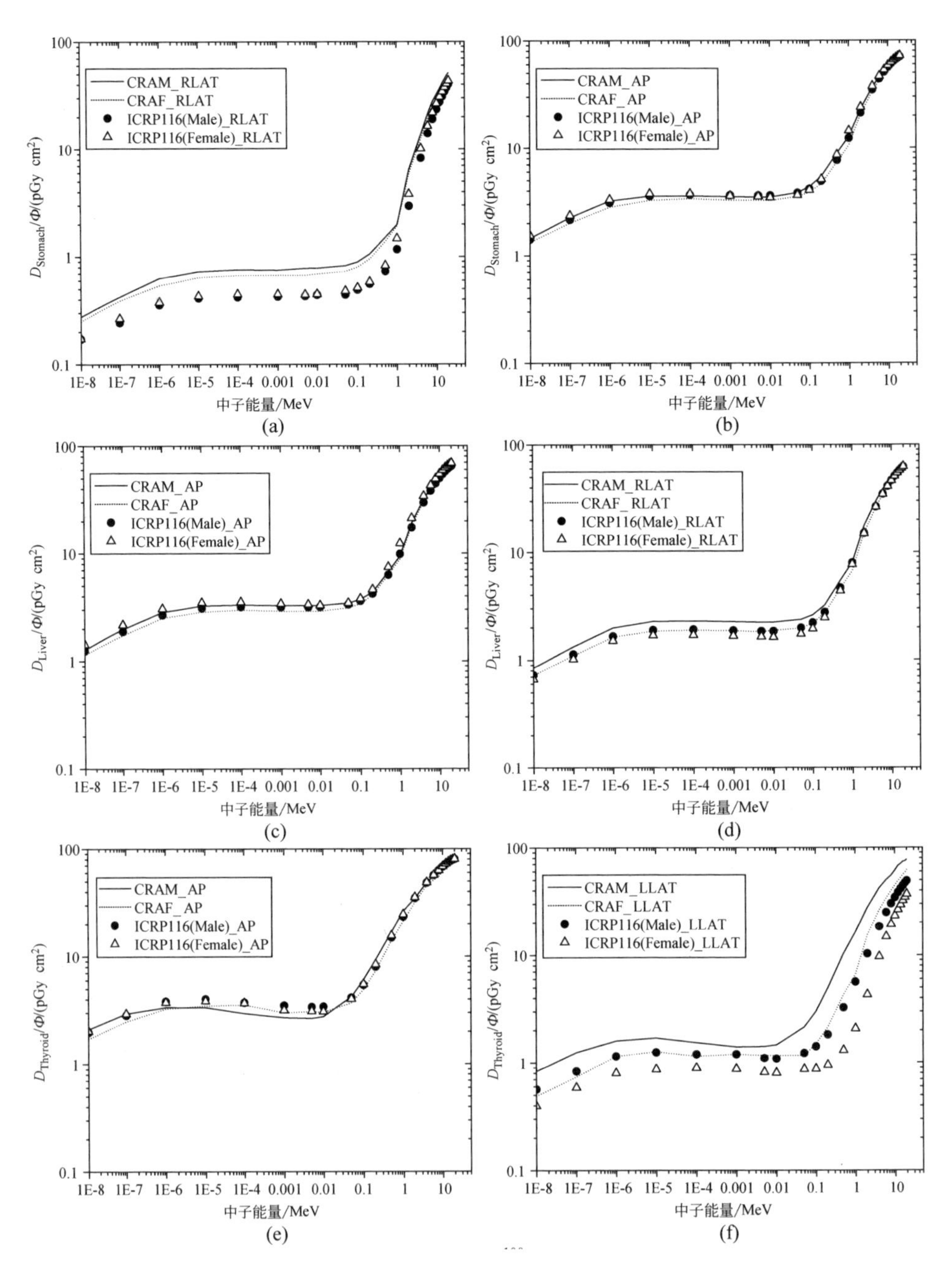

图 5.20 器官吸收剂量转换系数的对比

(a) RLAT 照射情形下胃的剂量转换系数；(b) AP 照射情形下胃的剂量转换系数；
(c) AP 照射情形下肝脏的剂量转换系数；(d) RLAT 照射情形下肝脏的剂量转换系数；
(e) AP 照射情形下甲状腺的剂量转换系数；(f) LLAT 照射情形下甲状腺的剂量转换系数；
(g) AP 照射情形下卵巢的剂量转换系数；(h) PA 照射情形下卵巢的剂量转换系数

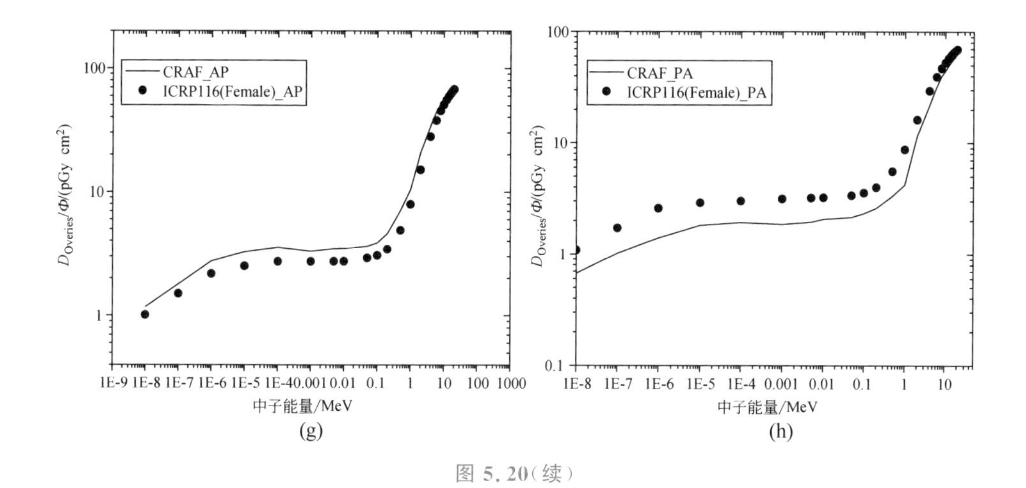

图 5.20(续)

厚的脂肪层,不同模型前部的脂肪层厚度的差异没有侧向明显,因此,AP 照射下不同模型器官吸收剂量转换系数的差异是很小的。图 5.20(c)、(d)分别给出了不同模型在 AP 和 RLAT 照射下肝脏的吸收剂量转换系数,RLAT 照射下肝脏剂量转换系数相差较大的主要原因是中国参考人模型侧向脂肪厚度小于 ICRP 参考人模型,对射线的遮挡较少。图 5.20(e)、(f)分别给出了不同模型在 AP 和 LLAT 照射下甲状腺的吸收剂量转换系数,AP 照射下不同模型器官吸收剂量转换系数差异较小。LLAT 照射下,中国参考人的剂量转换系数明显高于 ICRP 116 号出版物数据,这是因为中国参考人模型中甲状腺相对肩部位置更高,而 ICRP 参考人模型的甲状腺被肩部遮挡,从而受到的侧向射线相对较少。图 5.20(g)、(h)分别给出了不同模型在 AP 和 PA 照射下卵巢的吸收剂量转换系数。AP 照射下,中子能量在 2 MeV 以下时,CRAF 模型卵巢的吸收剂量转换系数比 ICRP 116 号出版物数据高 30%左右,中子能量在 2 MeV 以上时,高 15%左右。PA 照射下,CRAF 模型卵巢的吸收剂量转换系数比 ICRP 116 号出版物数据低。中子能量在 2 MeV 以下时,差异在 40%左右,中子能量在 2 MeV 以上时,差异在 15%左右。这是因为 CRAF 模型比 ICRP 女性参考人模型的卵巢位置更靠近身体前侧。

考虑到 ISO 和 ROT 照射在某种程度上可以等效为其他 4 种照射情况的平均,对于大部分器官,这两种照射情形下中国参考人的器官吸收剂量转换系数与 ICRP 116 号出版物数据差异很小。图 5.21(a)、(b)、(c)、(d)分别给出了 ISO 照射下肺,ROT 照射下食道,ROT 照射下肝脏,ISO 照射下甲状腺的吸收剂量转换系数。可以观察到,不同模型中肺、食道、肝脏吸收剂量转换系数的差异很小,大部分在 10%以内。然而,由于 ICRP 参考人模型的甲状腺位置较低,受肩部的遮挡更多,因此中国参考人模型和 ICRP 参考人模型的甲状腺剂量转换系数的差异相对

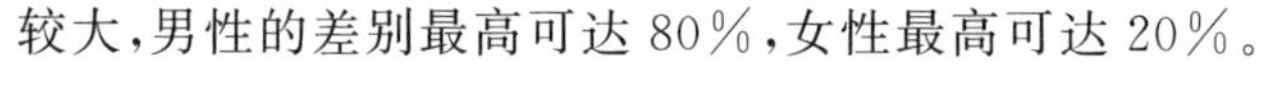
较大,男性的差别最高可达 80%,女性最高可达 20%。

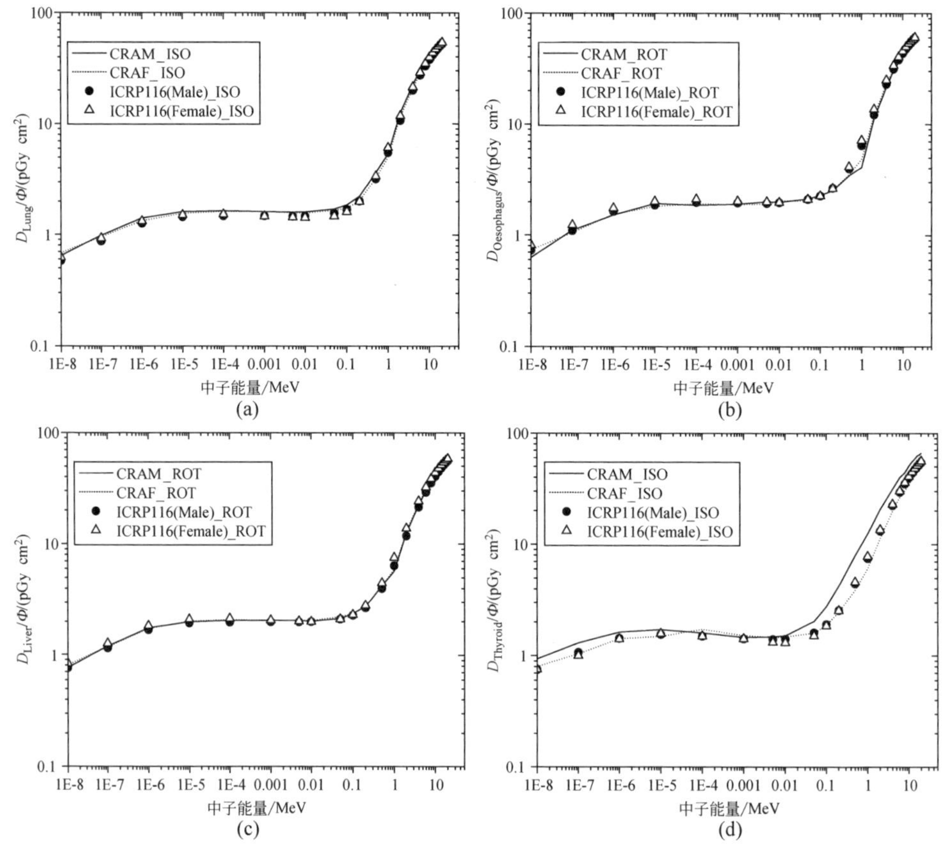

图 5.21 器官吸收剂量转换系数的对比

(a) ISO 照射情形下肺的剂量转换系数;(b) ROT 照射情形下食道的剂量转换系数;
(c) ROT 照射情形下肝脏的剂量转换系数;(d) ISO 照射情形下甲状腺的剂量转换系数

5.2.4 有效剂量转换系数的比较

在器官吸收剂量的基础上,依据 ICRP 103 号出版物中的辐射权重因子 W_R 以及组织权重因子 W_T,计算了中国参考人体素模型的有效剂量。图 5.22(a)给出了 6 种照射情形下中国参考人的有效剂量,由于对有效剂量至关重要的器官大部分位于身体的前部,AP 照射下的有效剂量最大。手臂和躯干侧向的厚度使粒子到重要器官需要输运较长的距离,因此,RLAT 和 LLAT 照射下有效剂量较小。考虑到 ROT 和 ISO 照射是均匀照射,这两种照射情形下的有效剂量处于中间位置。

图 5.22(b)给出了 6 种照射情形下中国参考人有效剂量转换系数与 ICRP 116

号出版物中数据的比值。将中国参考人有效剂量转换系数和 ICRP 116 号出版物的数据进行了比较，AP、PA、ROT 和 ISO 照射情形下，两者的差异较小，当中子能量在 2 MeV 以上时，差异在 3%左右，能量低于 1 MeV 时，AP、PA、ROT 这三种照射的差异仍然比较小，在 10%左右，然而，ISO 照射情形差异较大，达到 15%左右。中子侧向照射时（LLAT 和 RLAT），两者存在较大的差异，当中子能量大于 8 MeV 时，差异在 15%左右，当能量小于 6 MeV，差异可高达 20%左右。

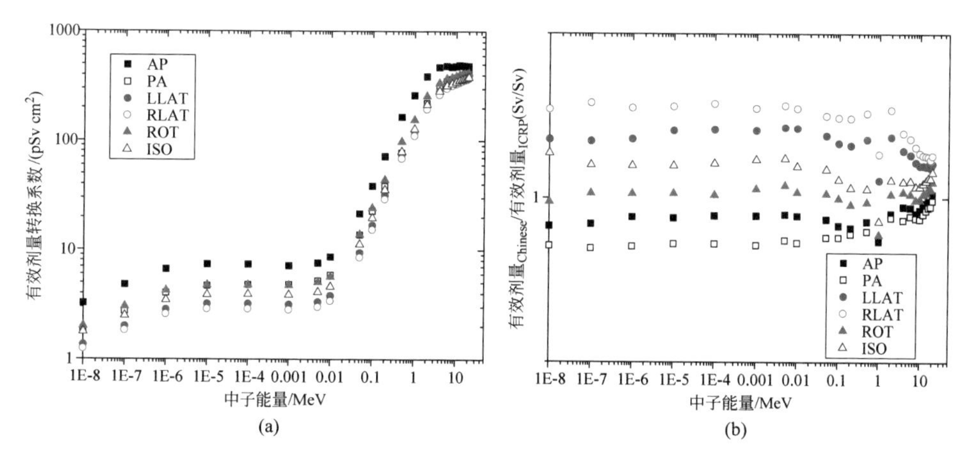

图 5.22 中国参考人中子有效剂量转换系数

（a）6 种标准照射情形下中国参考人有效剂量转换系数

（b）6 种标准照射情形下中国参考人与 ICRP 参考人有效剂量的比值

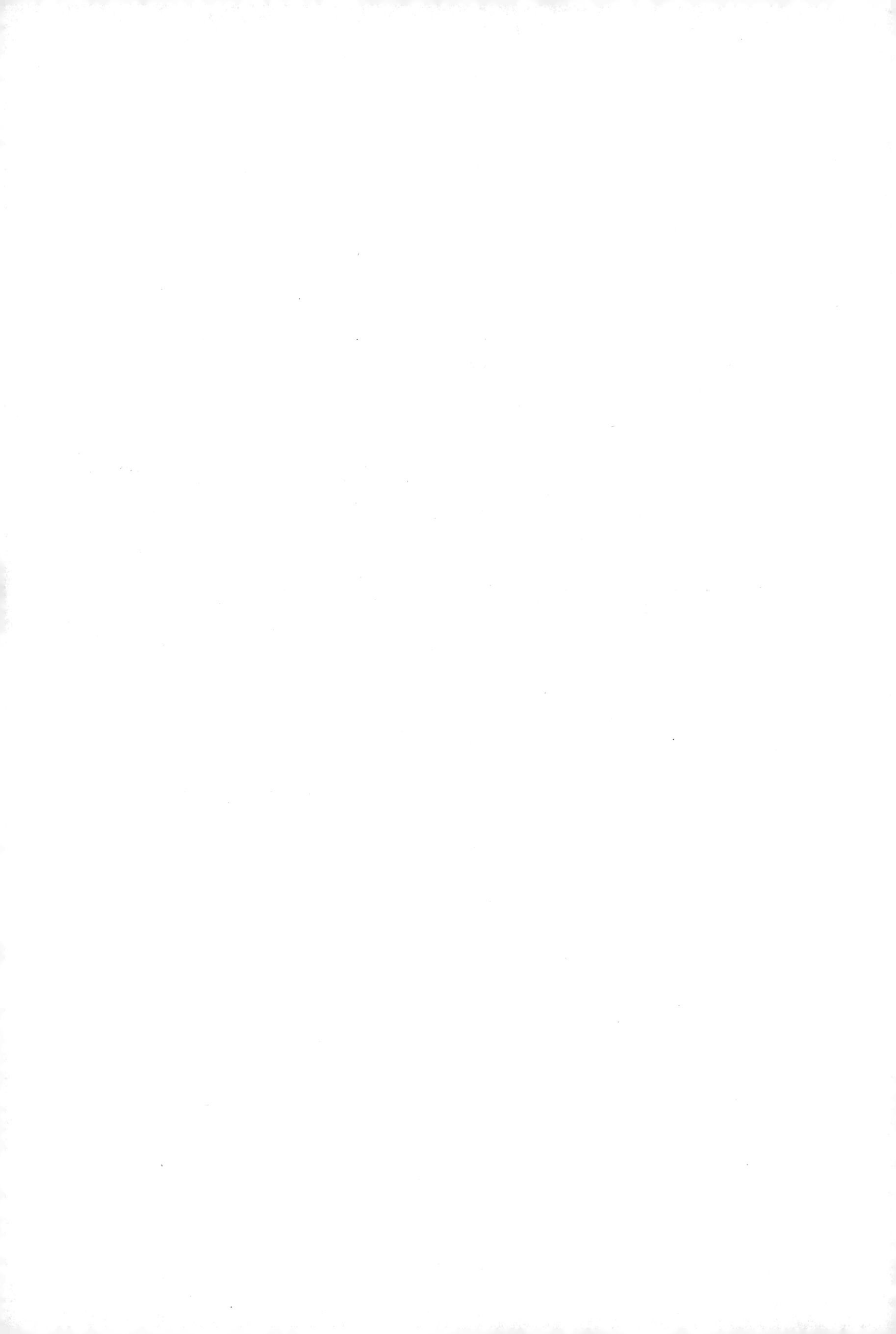

6 总结

本文建立了中国成年男性、女性参考人体素模型 CRAM、CRAF，男性模型身高 170 cm、体重 63 kg，女性模型身高 160 cm、体重 54 kg，器官质量主要参考我国职业卫生标准 GBZ/T 200—2007，标准中缺少数据时采用亚洲参考人数据。CRAM 和 CRAF 模型是目前最符合 ICRP 103 号出版物要求的中国参考人体素模型。基于 CRAM 和 CRAF，采用蒙特卡罗方法，针对 AP、PA、LLAT、RLAT、ROT 和 ISO 6 种标准外照射情况，精确地计算了光子(10 keV～10 MeV)、中子(0.01 eV～20 MeV)器官及有效剂量转换系数。对于光子的 6 种外照射情形，分别对 CRAM 和 CRAF 模型进行了 22 个能量点、30 种器官剂量转换系数的计算，获得了 7 920 组数据。对于 20 keV 以上能量的光子照射，本文和 ICRP 116 号出版物在肝脏、胃等大器官剂量转换系数的蒙特卡罗统计误差均小于 0.5%；ICRP 116 号出版物使用 EGSnrc 和 MCNPX 计算小器官剂量转换系数统计误差小于 2%，本文小器官剂量转换系数统计误差小于 1%。对于中子的 6 种外照射情形，分别对 CRAM 和 CRAF 模型进行了 23 个能量点、30 种器官剂量转换系数的计算，获得了 8 280 组数据。其中 95%以上的计算数据统计误差小于 1%，ICRP 116 号出版物使用 PHITS 计算结果对于大器官剂量转换系数统计误差小于 5%，小器官剂量转换系数统计误差达到 15%，使用 FLUKA 计算得到的大器官剂量转换系数统计误差小于 3%，小器官剂量转换系数统计误差达到 8%。

在外照射皮肤剂量计算方面，采用了“等效质量厚度”计算方法，比 ICRP 116 号出版物采用的“厚皮肤”直接计算方法更准确。在红骨髓、骨表面剂量计算方面，对过去的 3CFs 和“骨骼近似”计算方法进行了改进。

详细分析了 6 种标准照射情形下器官剂量转换系数、有效剂量转换系数的差异，并与 ICRP 116 号出版物的剂量数据进行了较为系统的对比分析。

关于不同照射情形对剂量转换系数的影响，分别对光子、中子在 6 种标准照射情形下的器官剂量转换系数进行了比较。对于胃和肝(非对称器官)，AP 照射的剂量转换系数最大，而反侧向照射的剂量转换系数最小；例如 RLAT 对于胃，LLAT 对于肝，均属于反侧向照射，它们的剂量转换系数是最小的。对于眼晶体和乳腺(浅表器官)，AP 照射的剂量转换系数最大，PA 照射的剂量转换系数最小，其他照射条件的剂量转换系数介于二者之间。对于肺和红骨髓，因它们近似对称地分布于人体两侧，所以 LLAT 和 RLAT 的照射剂量近乎相等；相比其他照射条件，它们的剂量转换系数也最小。

关于不同人体模型对剂量转换系数的影响，比较了中国成年参考人剂量转换系数与 ICRP 116 号出版物数据的差异。对于器官剂量转换系数，因中国人的平均身高、体重均小于高加索人种，中国参考人的部分器官(如胃、肝脏等)剂量转换系数要大于高加索人，尤其对于低能的侧向照射更为明显。在光子 RLAT 照射情形下，光子能量在 1 MeV 以下时，CRAM 模型胃的剂量转换系数比 ICRP 116 号出版物成年男性参考人模型数据高 60%左右，光子能量增大时，这一差异变小。在中子 RLAT 照射情形下，中子能量在 2 MeV 以下时，CRAM 模型胃的剂量转换系数比 ICRP 116 号出版物数据高 80%左右。在中子 LLAT 照射情形下，中国参考人的甲状腺剂量转换系数明显高于 ICRP 116 号出版物的数据，这是因为中国参考人模型中甲状腺位置比 ICRP 体素模型稍高一些，肩部对侧向射线的遮挡相对较少。对于有效剂量转换系数，中国成年参考人剂量转换系数与 ICRP 116 号出版物数据的差异小于器官剂量转换系数的差异。光子能量大于 0.1 MeV 时，AP 和 PA 两种照射情形下中国参考人有效剂量比 ICRP 116 号出版物的数据略小，且差异在 10%以内。侧向照射情形下，中国参考人光子外照射有效剂量转换系数一般比 ICRP 116 号出版物的数据大，其中，LLAT 照射情形下，光子能量在 1 MeV 以下时，中国参考人的数据比 ICRP 116 号出版物的数据大 10%左右；RLAT 照射情形下，光子能量在 1 MeV 以下时，中国参考人有效剂量比 ICRP 116 号出版物的数据大 15%左右。中子 AP、PA、ROT 和 ISO 照射情形下，中国参考人的有效剂量转换系数与 ICRP 116 号出版物的数据差异较小。中子侧向照射(LLAT 和 RLAT)情形下，中国参考人有效剂量大于 ICRP 116 号出版物的相关数据，当中子能量大于 8 MeV 时，差异在 15%左右，当能量小于 6 MeV，差异可达 20%左右。

本工作利用蒙特卡罗模拟软件，计算中国成年男性、女性参考人在 6 种标准照射条件下光子、中子剂量转换系数，并与 ICRP 116 号出版物相关数据进行了比较与分析。在辐射防护评价中，这些剂量转换系数对于中国辐射防护实践更具参考价值。

参考文献

[1] ICRP. Recommendations of the international commission on radiological protection. ICRP publication 26 [J]. Ann ICRP,1977,1(3).

[2] ICRP. 1990 Recommendations of the international commission on radiological protection. ICRP publication 60 [J]. Ann ICRP,1991,21(1-3).

[3] ICRP. Conversion coefficients for use in radiological protection against external radiation. ICRP Publication 74 [J]. Ann ICRP,1996,26(3-4).

[4] XU G,CHAO TC,BOZKURT A. VIP-MAN: An image-based whole-body adult male model constructed from color photographs of the Visible Human project for multi-particle Monte Carlo calculations [J]. Health physics,2000,78: 476-486.

[5] BOZKURT A,CHAO TC,XU G. Fluence-to-dose conversion coefficients from monoenergetic neutrons below 20 MeV based on the VIP-Man anatomical model [J]. Physics in medicine and biology,2000,45: 3059-3079.

[6] CHAO TC,BOZKURT A,XU G. Conversion coefficients based on the VIP-Man anatomical model and EGS4 [J]. Health physics,2001,81: 163-183.

[7] BOZKURT A. Assessment of organ doses from exposure to neutrons using the Monte Carlo technique and an image-based anatomical model [D],2000.

[8] SCHLATTL H,ZANKL M,PETOUSSI-HENSS N. Organ dose conversion coefficients for voxel models of the reference male and female from idealized photon exposures [J]. Physics in medicine and biology,2007,52: 2123-2145.

[9] KIM C H,CHOI S,JEONG H,et al. HDRK-Man: A whole-body voxel model based on high-resolution color slice images of a Korean adult male cadaver [J]. Physics in medicine and biology,2008,53: 4093-4106.

[10] ICRP. Adult reference computational phantoms,ICRP publication 110 [J]. Ann ICRP,2009,39(2).

[11] ICRP. The 2007 recommendations of the international commission on radiological protection. ICRP publication 103 [J]. Ann ICRP,2007,37(2-4).

[12] ICRP. Conversion coefficients for radiological protection quantities for external radiation exposures. ICRP publication 116 [J]. Ann ICRP,2010,40(2-5).

[13] IAEA. Intercomparison exercise on internal dose assessment [M]. Vienna: INTERNATIONAL ATOMIC ENERGY AGENCY,2007.

[14] 张斌全. 中国虚拟人体素模型的建立及其在内照射监测中的应用[博士学位论文][D]. 北京: 清华大学工程物理系,2007.

[15] XU X. Handbook of anatomical models for radiation Dosimetry [M]. London: Taylor and Francis,2009.

[16] SNYDER W,FORD M,WARNER G,et al. Estimates of absorbed fractions for monoenergetic

photon sources uniformly distributed in various organs of a heterogeneous phantom, MIRD pamphlet No. 5 [J]. J Nucl Med,1969,10(S3): 5-52.

[17] FISHER H,SNYDER W. Variation of dose delivered by 137Cs as a function of body size from infancy to adulthood. ORNL-4007 [R]. Oak Ridge, TN: Oak Ridge National Laboratory,1966.

[18] FISHER H,SNYDER W. Distribution of dose delivered in the body size from a source of gamma rays distributed uniformly in an organ. ORNL-4168. [R]. Oak Ridge,TN: Oak Ridge National Laboratory,1967.

[19] KERR G,HWANG J,JONES R. A mathematical model of a phantom developed for use in calculations of radiation dose to the body and major internal organs of a Japanese adult. ORNL/TM-5336 [R]. Oak Ridge,TN: Oak ridge national laboratory,1976.

[20] SNYDER W,FORD M,WARNER G. Estimates of specific absorbed fractions for photon sources uniformly distributed in various organs of a heterogeneous phantom, MIRD pamphlet No. 5 Revised [R]. New York: Society of Nuclear Medicine,1978.

[21] CRISTY M,ECKERMAN K. Specific absorbed fractions of energy at various ages from internal photon sources I: Methods. ORNL/TM-8381/V1 [R]. Oak Ridge, TN: Oak Ridge National Laboratory,1987.

[22] STABIN M,WATSON E,CRIST M. Mathematical models and specific absorbed fractions of photon energy in the nonpregnant adult female and at the end of each trimester of pregnancy. ORNL/TM-12907 [R]. Oak Ridge,TN: Oak ridge national laboratory,1995.

[23] KRAMER R,ZANKL M,WILLIAMS G,et al. The calculation of dose from external photon exposures using reference human phantoms and Monte Carlo methods: Part I. The male (ADAM) and female (EVA) adult mathematical phantoms. GSF-Report S-885 [R]. Neuherberg-Muenchen: Institut fuer Strahlenschutz,GSF-Forschungszentrum fuer Umwelt und Gesundheit,1982.

[24] ICRP. ICRP Publication 74, Conversion Coefficients for use in Radiological Protection against External Radiation [R]. Oxford: Pergamon,1996.

[25] KAI M. Estimation of embryonic and fetal doses from accidentally released radioactive plumes [J]. Radial Prot Dos,1985,11(2): 91-94.

[26] BIJU K,NAGARAJAN P. Computed normalized effective doses to an Indian adult in conventional diagnostic X ray chest examinations [J]. Radiation Protection Dosimetry, 2000,88: 119-128.

[27] CHEN J. Mathematical models of the embryo and fetus for use in radiological protection [J]. Health Phys,2004,86(3): 285-295.

[28] PARK S,LEE J,LEE C. Development of a Korean adult male computational phantom for internal dosimetry calculation [J]. Radiat Prot Dosimetry,2006.

[29] 范佳锦. 核医学显像所致患者内照射辐射剂量估算方法研究[硕士学位论文][D]. 北京: 清华大学工程物理系,2002.

[30] QIU R,LI J,ZHANG Z,et al. Photon SAF calculation based on the Chinese mathematical

phantom and comparison with the ORNL phantoms [J]. Health Physics, 2008, 95: 716-724.

[31] 王男,程建平,李君利,等. 中国参考人数学模型的建立和软件开发[J]. 核电子学与探测技术. 2007(3): 549-553.

[32] 王海彦,李君利,程建平,等. 基于中国参考人人体数学模型的内照射剂量计算 [J]. 核电子学与探测技术. 2006(6): 915-918,931.

[33] QIU R, LI J, HUANG S, et al. Organ dose conversion coefficients for external neutron irradiation based on the Chinese mathematical phantom (CMP) [J]. J Nucl Sci Technol, 2012,49: 263-71.

[34] 汤晓斌,耿长冉,谢芹,等. 基于 NHMAN 辐射仿真人体模型的蒙特卡罗方法剂量计算研究 [J]. 中国医学物理学杂志. 2012,29(2): 3216-3220.

[35] 汤晓斌,耿长冉,谢芹,等. 中国参考人孕妇模型的建立及其内照射剂量学研究 [J]. 中国医学物理学杂志. 2012,29(1): 3088-3092,3095.

[36] XU X G, CHAO T C, BOZKURT A. VIP-MAN: An image-based whole-body adult male model constructed from color photographs of the Visible Human Project for multi-particle Monte Carlo calculations [J]. Health Physics, 2000, 78: 476-486.

[37] SHI C, XU X G. Development of a 30-week-pregnant female tomographic model from computed tomography (CT) images for Monte Carlo organ dose calculations [J]. Med Phys, 2004, 31(9): 2491-2497.

[38] LEE C, WILLIAMS J L, LEE C, et al. The UF series of tomographic computational phantoms of pediatric patients [J]. Medical Physics, 2005, 32(12): 3537-3548.

[39] LEE C, LEE C, WILLIAMS J L, et al. Whole-body voxel phantoms of paediatric patients—UF Series B [J]. Phys Med Biol, 2006, 51(18): 4649-4661.

[40] KRAMER R, VIEIRA J W, KHOURY H J, et al. All about MAX: a male adult voxel phantom for Monte Carlo calculations in radiation protection dosimetry [J]. Phys Med Biol, 2003, 48(10): 1239-1262.

[41] KRAMER R, KHOURY H J, VIEIRA J W, et al. All about FAX: a Female Adult voXel phantom for Monte Carlo calculation in radiation protection dosimetry [J]. Phys Med Biol, 2004, 49(23): 5203-5216.

[42] KRAMER R, KHOURY H J, VIEIRA J W, et al. MAX06 and FAX06: update of two adult human phantoms for radiation protection dosimetry [J]. Phys Med Biol, 2006, 51(14): 3331-3346.

[43] PETOUSSI-HENSS N, ZANKI M, FILL U, et al. The GSF family of voxel phantoms [J]. Phys Med Biol, 2002, 47(1): 89-106.

[44] SCHLATTL H, ZANKL M, PETOUSSI-HENSS N. Organ dose conversion coefficients for voxel models of the reference male and female from idealized photon exposures [J]. Phys Med Biol, 2007, 52(8): 2123-2145.

[45] ZANKL M, VEIT R, WILLIAMS G, et al. The construction of computer tomographic phantoms and their application in radiology and radiation protection [J]. Radiation and

Environmental Biophysics,1988,27(2): 153-164.

[46] ZANKL M,WITTMANN A. The adult male voxel model "Golem" segmented from whole-body CT patient data [J]. Radiat Environ Biophys,2001,40(2): 153-162.

[47] ICRP. The 2007 Recommendations of the International Commission on Radiological Protection. ICRP publication 103 [J]. Ann ICRP,2007,37(2-4): 1-332.

[48] GROSSWENDT B. ICRP Publication 110 [J]. Radiation Protection Dosimetry, 2012, 150(1): 124-126.

[49] SAITO K, WITTMANN A, KOGA S, et al. Construction of a computed tomographic phantom for a Japanese male adult and dose calculation system [J]. Radiation and Environmental Biophysics,2001,40(1): 69-76.

[50] NAGAOKA T, WATANABE S, SAKURAI K, et al. Development of realistic high-resolution whole-body voxel models of Japanese adult males and females of average height and weight,and application of models to radio-frequency electromagnetic-field dosimetry [J]. Physics in Medicine and Biology,2003,49(1): 1-15.

[51] SATO K,NOGUCHI H,EMOTO Y,et al. Japanese adult male voxel phantom constructed on the basis of CT images [J]. Radiat Prot Dosimetry,2007,123(3): 337-344.

[52] LEE C, LEE J, LEE C. Korean adult male voxel model KORMAN segmented from magnetic resonance images [J]. Med Phys,2004,31(5): 1017-1022.

[53] LEE C,LEE C, PARK S H, et al. Development of the two Korean adult tomographic computational phantoms for organ dosimetry [J]. Med Phys,2006,33(2): 380-390.

[54] CHOI S H,JEONG J H,CHO S,et al. Construction of a High-quality Voxel Model VKH-Man Using Serially Sectioned Images from Visible Korean Human Project in Korea [J]. J Nucl Sci Technol,2008,45(sup5): 179-182.

[55] KIM C H,CHOI S H,JEONG J H,et al. HDRK-Man: a whole-body voxel model based on high-resolution color slice images of a Korean adult male cadaver [J]. Physics in Medicine and Biology,2008,53(15): 4093-4106.

[56] 曾志. 空间辐射效应研究[硕士学位论文][D]. 北京：清华大学工程物理系,2003.

[57] 曾志,李君利,邱睿,等. 质子剂量微分谱预估空间辐射剂量 [J]. 清华大学学报(自然科学版). 2006(3): 374-376.

[58] ZHANG B,MA J,LIU L, et al. CNMAN: a Chinese adult male voxel phantom constructed from color photographs of a visible anatomical data set [J]. Radiat Prot Dosimetry, 2007, 124(2): 130-136.

[59] ZHANG G,LUO Q,ZENG S,et al. The development and application of the visible Chinese human model for Monte Carlo dose calculations [J]. Health physics, 2008, 94 (2): 118-125.

[60] 刘立业. 中国成年男性参考人体素模型及在剂量测量评价中的应用[博士学位论文][D]. 北京：清华大学工程物理系,2010.

[61] 苏林. 中国女性体素体模的建立[学士学位论文][D]. 北京：清华大学工程物理系,2009.

[62] 朱桓君. 中国女性体素体模的改进与中国成年女性参考人的建立[学士学位论文][D].

北京：清华大学工程物理系，2010.

[63] ZAIDI H，XU X G. Computational anthropomorphic models of the human anatomy：the path to realistic Monte Carlo modeling in radiological Sciences [J]. Annu Rev Biomed Eng，2007，9(1)：471-500.

[64] HAN B，ZHANG J，NA Y H，et al. Modelling and Monte Carlo organ dose calculations for workers walking on ground contaminated with Cs-137 and Co-60 gamma sources [J]. Radiation Protection Dosimetry，2010，141(3)：299-304.

[65] SEGARS W P，TSUI B M W，LALUSH D S，et al. Development and application of the new dynamic Nurbs-based Cardiac-Torso (NCAT) phantom [J]. The Journal of Nuclear Medicine，2001，42.

[66] XU X，TARANENKO V，ZHANG J，et al. A boundary-representation method for designing whole-body radiation dosimetry models：pregnant females at the ends of three gestational periods—RPI-P3，-P6 and -P9 [J]. Physics in Medicine and Biology，2007，52(23)：7023-7044.

[67] ZHANG J，NA Y H，CARACAPPA P F，et al. RPI-AM and RPI-AF，a pair of mesh-based，size-adjustable adult male and female computational phantoms using ICRP-89 parameters and their calculations for organ doses from monoenergetic photon beams [J]. Phys Med Biol，2009，54(19)：5885-5908.

[68] LEE C，LODWICK D，HASENAUER D，et al. Hybrid computational phantoms of the male and female newborn patient：NURBS-based whole-body models [J]. Phys Med Biol，2007，52(12)：3309-3333.

[69] LEE C，LODWICK D，WILLIAMS J L，et al. Hybrid computational phantoms of the 15-year male and female adolescent：Applications to CT organ dosimetry for patients of variable morphometry [J]. Medical Physics，2008，35(6Part1)：2366-2382.

[70] HURTADO J L，LEE C，LODWICK D，et al. Hybrid computational phantoms representing the reference adult male and adult female：construction and applications for retrospective dosimetry [J]. Health Phys，2012，102(3)：292-304.

[71] CASSOLA V F，LIMA V J，KRAMER R，et al. FASH and MASH：female and male adult human phantoms based on polygon mesh surfaces：I. Development of the anatomy [J]. Phys Med Biol，2010，55(1)：133-162.

[72] CASSOLA V F，MILIAN F M，KRAMER R，et al. Standing adult human phantoms based on 10th，50th and 90th mass and height percentiles of male and female Caucasian populations [J]. Phys Med Biol，2011，56(13)：3749-3772.

[73] CASSOLA V F，KRAMER R，DE MELO LIMA V J，et al. Development of newborn and 1-year-old reference phantoms based on polygon mesh surfaces [J]. J Radiol Prot，2013，33(3)：669-691.

[74] LIMA V J，CASSOLA V F，KRAMER R，et al. Development of 5- and 10-year-old pediatric phantoms based on polygon mesh surfaces [J]. Med Phys，2011，38(8)：4723-4736.

[75] KIM C H，JEONG J H，BOLCH W E，et al. A polygon-surface reference Korean male phantom

(PSRK-Man) and its direct implementation in Geant4 Monte Carlo simulation [J]. Phys Med Biol,2011,56(10):3137-3161.

[76] SUN W,JIA X,XIE T,et al. Construction of boundary-surface-based Chinese female astronaut computational phantom and proton dose estimation [J]. J Radiat Res,2013,54(2):383-397.

[77] 葛朝永. 中国辐射防护参考人变形技术及应用研究[硕士学位论文][D]. 北京:清华大学工程物理系,2014.

[78] STATON R J,LEE C,WILLIAMS MD,et al. Organ and effective doses in newborn patients during helical multislice computed tomography examination [J]. Physics in Medicine and Biology,2006,51(20):5151-5166.

[79] 代明亮. 中国儿童参考人面元模型建立及在剂量评估中的应用[硕士学位论文][D]. 北京:清华大学工程物理系,2017.

[80] 朱红玉,邱睿,李君利,等. 中国成年男性精细眼模型 [J]. 清华大学学报(自然科学版). 2017,57(6):614-619.

[81] 贾以涵. 动态体模建立及在核医学陪护人员剂量评估中的应用研究[学士学位论文][D]. 北京:清华大学工程物理系,2020.

[82] SEGARS W P,BOND J,FRUSH J,et al. Population of anatomically variable 4D XCAT adult phantoms for imaging research and optimization [J]. Medical Physics,2013,40(4).

[83] KAINZ W,NEUFELD E,BOLCH W E,et al. Advances in computational human phantoms and their applications in biomedical engineering—a topical review [J]. IEEE Trans Radiat Plasma Med Sci,2019,3(1):1-23.

[84] MAYNARD M R,GEYER J W,ARIS J P,et al. The UF family of hybrid phantoms of the developing human fetus for computational radiation dosimetry [J]. Phys Med Biol,2011,56(15):4839-4879.

[85] LEE C,LODWICK D,HURTADO J,et al. The UF family of reference hybrid phantoms for computational radiation dosimetry [J]. Phys Med Biol,2010,55(2):339-363.

[86] BOLCH W,LEE C,WAYSON M,et al. Hybrid computational phantoms for medical dose reconstruction [J]. Radiat Environ Biophys,2010,49(2):155-168.

[87] 周盛升. 中国参考人面元模型直接计算方法研究 [硕士学位论文] [D]. 北京:清华大学工程物理系,2021.

[88] TANAKA G,KAWAMURA H,GRIFFITH R V,et al. Reference man models for males and females of six age groups of Asian Populations [J]. Radiat Prot Dosimetry,1998,79(1-4):383-386.

[89] ICRP. Basic anatomical & physiological data for use in radiological protection—The Skeleton. ICRP Publication 70 [J]. Ann ICRP,1995,25(2).

[90] ICRP. Basic Anatomical and physiological data for use in radiological protection reference values. ICRP Publication 89 [J]. Ann ICRP,2002,32(3-4).

[91] 王继先. 中国参考人解剖生理和代谢数据 [M]. 北京:原子能出版社,1998.

[92] 卫生部放射卫生防护标准专业委员会. 辐射防护用参考人 第 1 部分:体格参数:GBZ/T

200.1—2007[S].北京：人民卫生出版社，2008.

[93] 卫生部放射卫生防护标准专业委员会.辐射防护用参考人：第2部分：主要组织器官质量：GBZ/T 200.2—2007[S].北京：人民卫生出版社，2008.

[94] ICRU. ICRU Report 46：Photon，electron，proton and neutron interaction data for body tissues [J]. Journal of the ICRU，1992，24(1).

[95] 杨月.基于中国女性参考人体素模型的外照射剂量转换系数研究 [D].北京：清华大学工程物理系，2014.

[96] KING S D，SPIERS F W. Photoelectron enhancement of the absorbed dose from X rays to human bone marrow：experimental and theoretical studies [J]. Br J Radiol，1985，58(688)：345-356.

附录A　有效剂量转换系数

附表 A.1 中国参考人体素模型光子外照射的有效剂量转换系数(pSv cm^2)
(单能光子入射,单位光子注量时的有效剂量)

能量/MeV	照射几何					
	AP	PA	LLAT	RLAT	ROT	ISO
0.01	0.022	0.015	0.011	0.011	0.014	0.011
0.015	0.080	0.015	0.029	0.029	0.038	0.029
0.02	0.160	0.024	0.059	0.057	0.074	0.058
0.03	0.258	0.075	0.109	0.099	0.136	0.107
0.04	0.298	0.128	0.142	0.128	0.177	0.140
0.05	0.320	0.168	0.165	0.149	0.205	0.164
0.06	0.342	0.199	0.185	0.168	0.230	0.185
0.08	0.402	0.257	0.228	0.209	0.280	0.229
0.1	0.476	0.316	0.280	0.257	0.340	0.279
0.15	0.699	0.487	0.432	0.401	0.514	0.425
0.2	0.939	0.674	0.603	0.562	0.706	0.588
0.3	1.430	1.073	0.964	0.907	1.110	0.930
0.4	1.907	1.472	1.336	1.261	1.512	1.273
0.5	2.362	1.864	1.699	1.621	1.911	1.626
0.6	2.792	2.246	2.058	1.966	2.296	1.970
0.8	3.608	2.964	2.755	2.635	3.021	2.623
1	4.345	3.667	3.414	3.272	3.710	3.243
2	7.375	6.558	6.203	6.036	6.589	5.973
4	11.834	10.973	10.470	10.335	10.938	10.230
6	15.309	14.641	13.998	13.846	14.543	13.753
8	18.186	18.110	17.219	17.067	17.799	16.915
10	21.025	21.650	20.338	20.123	20.937	20.115

附表 A.2 中国参考人体素模型中子外照射的有效剂量转换系数(pSv cm^2)
(单能中子入射,单位中子注量时的有效剂量)

能量/MeV	照射几何					
	AP	PA	LLAT	RLAT	ROT	ISO
1.00E-08	3.25	1.80	1.35	1.24	2.00	1.77
1.00E-07	4.79	2.75	1.99	1.83	3.02	2.48
1.00E-06	6.62	4.03	2.83	2.57	4.22	3.46
1.00E-05	7.35	4.68	3.19	2.86	4.74	3.86
1.00E-04	7.37	4.79	3.20	2.87	4.76	3.91
1.00E-03	7.13	4.80	3.14	2.81	4.70	3.86
5.00E-03	7.57	5.18	3.33	2.98	5.04	4.09

续表

能量/MeV	照射几何					
	AP	PA	LLAT	RLAT	ROT	ISO
0.01	8.61	5.88	3.79	3.39	5.66	4.58
0.05	21.49	13.81	9.40	8.47	13.86	11.28
0.1	38.38	22.78	16.78	15.30	24.22	19.60
0.2	71.61	38.36	31.51	29.05	43.71	35.40
0.5	164.35	77.21	74.99	68.40	97.69	79.08
1	261.33	113.99	121.08	110.24	154.36	127.09
2	387.58	220.99	212.06	193.99	256.54	213.64
4	470.18	307.88	284.68	263.14	336.53	283.84
6	483.50	350.45	321.02	300.59	368.58	318.09
8	475.76	368.02	335.71	318.40	377.98	331.43
10	481.56	378.33	346.99	329.14	387.68	342.95
12	491.28	392.04	356.90	339.61	398.95	353.22
14	486.11	401.33	364.93	349.15	403.92	361.31
16	485.31	408.17	371.72	356.48	408.85	367.51
18	476.49	411.30	374.57	360.48	409.25	370.29
20	482.18	420.09	382.96	369.83	416.95	379.16

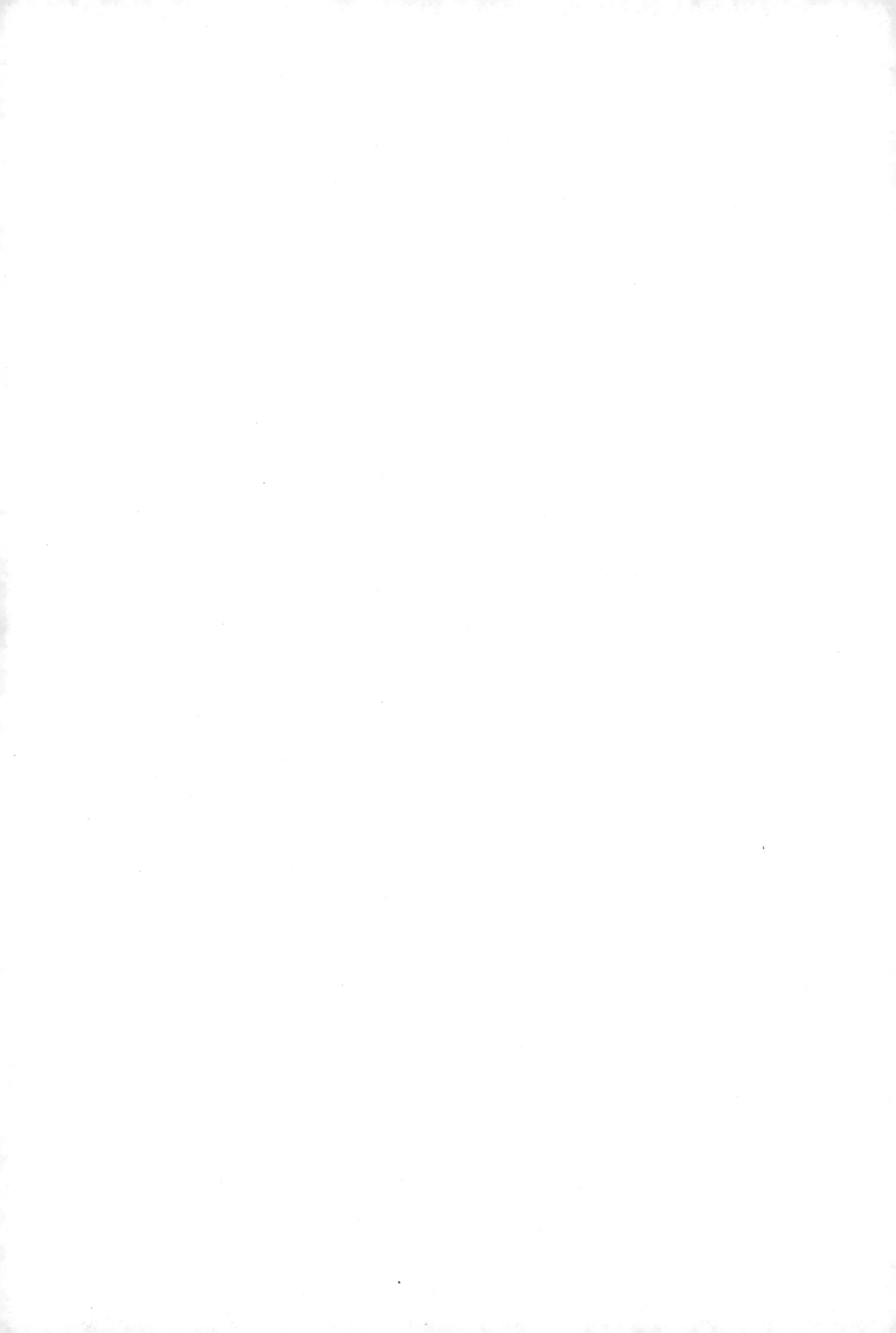

附录B　光子外照射器官吸收剂量转换系数

附表 B.1 单能光子入射 CRAM 模型，单位光子注量时的器官吸收剂量（pGy cm²）
——红骨髓、结肠（壁）和肺

能量/MeV	红骨髓						结肠（壁）						肺					
	AP	PA	LLAT	RLAT	ROT	ISO	AP	PA	LLAT	RLAT	ROT	ISO	AP	PA	LLAT	RLAT	ROT	ISO
0.01	0.000	0.000	0.000	0.000	0.000	0.000	0.000	0.000	0.000	0.000	0.000	0.000	0.000	0.000	0.000	0.000	0.000	0.000
0.015	0.003	0.000	0.002	0.002	0.002	0.001	0.011	0.000	0.001	0.003	0.004	0.002	0.003	0.000	0.003	0.002	0.002	0.001
0.02	0.019	0.005	0.011	0.010	0.011	0.008	0.081	0.001	0.015	0.035	0.033	0.020	0.041	0.008	0.025	0.022	0.022	0.014
0.03	0.072	0.049	0.040	0.037	0.050	0.037	0.247	0.032	0.082	0.126	0.117	0.082	0.194	0.093	0.087	0.086	0.110	0.083
0.04	0.124	0.108	0.072	0.068	0.096	0.073	0.317	0.082	0.130	0.171	0.171	0.125	0.274	0.177	0.130	0.129	0.175	0.138
0.05	0.167	0.158	0.102	0.098	0.136	0.106	0.347	0.121	0.157	0.194	0.202	0.151	0.308	0.226	0.155	0.154	0.211	0.170
0.06	0.203	0.199	0.128	0.123	0.170	0.133	0.372	0.154	0.180	0.214	0.226	0.172	0.333	0.261	0.175	0.174	0.237	0.193
0.08	0.274	0.273	0.178	0.173	0.234	0.186	0.431	0.208	0.224	0.259	0.278	0.213	0.390	0.322	0.214	0.213	0.288	0.236
0.1	0.348	0.349	0.230	0.223	0.301	0.239	0.507	0.263	0.272	0.313	0.337	0.258	0.460	0.388	0.260	0.257	0.345	0.285
0.15	0.547	0.549	0.372	0.362	0.479	0.385	0.735	0.410	0.417	0.474	0.506	0.392	0.672	0.582	0.398	0.393	0.517	0.431
0.2	0.757	0.758	0.526	0.512	0.669	0.541	0.983	0.573	0.580	0.652	0.692	0.541	0.908	0.799	0.555	0.549	0.710	0.595
0.3	1.190	1.192	0.854	0.834	1.065	0.874	1.487	0.919	0.925	1.034	1.085	0.861	1.395	1.251	0.895	0.887	1.115	0.948
0.4	1.621	1.623	1.193	1.165	1.466	1.216	1.979	1.274	1.285	1.413	1.478	1.189	1.874	1.707	1.248	1.237	1.525	1.307
0.5	2.038	2.043	1.529	1.496	1.858	1.556	2.446	1.630	1.638	1.803	1.863	1.515	2.337	2.145	1.601	1.587	1.928	1.667
0.6	2.441	2.444	1.862	1.822	2.238	1.889	2.897	1.978	1.991	2.163	2.238	1.838	2.778	2.569	1.952	1.935	2.319	2.021
0.8	3.200	3.206	2.509	2.459	2.968	2.538	3.728	2.666	2.671	2.871	2.967	2.466	3.604	3.372	2.636	2.613	3.063	2.703
1	3.911	3.921	3.128	3.072	3.649	3.163	4.483	3.315	3.316	3.542	3.640	3.075	4.359	4.117	3.287	3.259	3.768	3.351
2	6.845	6.863	5.821	5.739	6.525	5.842	7.531	6.075	6.075	6.370	6.462	5.683	7.423	7.139	6.078	6.061	6.692	6.121
4	11.290	11.329	10.066	9.970	10.944	10.095	12.045	10.351	10.369	10.668	10.829	9.845	12.077	11.730	10.505	10.476	11.216	10.491
6	15.032	15.158	13.664	13.557	14.674	13.710	16.018	14.011	14.095	14.426	14.546	13.450	16.140	15.716	14.364	14.306	15.155	14.310
8	18.355	18.727	16.945	16.829	18.060	17.013	19.499	17.498	17.556	17.903	18.068	16.800	20.046	19.545	17.962	17.928	18.913	17.924
10	21.427	22.184	20.042	19.953	21.307	20.168	22.806	20.964	21.001	21.259	21.388	20.144	23.677	23.335	21.426	21.408	22.550	21.477

附表 B.2 单能光子入射 CRAM 模型，单位光子注量时的器官吸收剂量（pGy cm^2）
——胃（壁）、乳腺和睾丸

能量/MeV	胃（壁）						乳腺						睾丸					
	AP	PA	LLAT	RLAT	ROT	ISO	AP	PA	LLAT	RLAT	ROT	ISO	AP	PA	LLAT	RLAT	ROT	ISO
0.01	0.000	0.000	0.000	0.000	0.000	0.000	0.010	0.000	0.001	0.001	0.005	0.002	0.016	0.000	0.000	0.000	0.016	0.024
0.015	0.033	0.000	0.002	0.000	0.009	0.005	0.276	0.000	0.091	0.088	0.108	0.072	0.128	0.028	0.001	0.003	0.073	0.094
0.02	0.113	0.000	0.030	0.001	0.036	0.024	0.512	0.000	0.205	0.204	0.209	0.161	0.320	0.106	0.006	0.012	0.159	0.172
0.03	0.252	0.014	0.160	0.022	0.109	0.076	0.491	0.010	0.223	0.221	0.223	0.187	0.502	0.213	0.038	0.052	0.243	0.225
0.04	0.320	0.054	0.246	0.059	0.162	0.119	0.411	0.034	0.196	0.199	0.203	0.175	0.492	0.244	0.073	0.090	0.256	0.225
0.05	0.356	0.093	0.286	0.089	0.197	0.148	0.384	0.056	0.194	0.193	0.199	0.175	0.468	0.256	0.095	0.113	0.258	0.223
0.06	0.385	0.124	0.315	0.113	0.224	0.171	0.394	0.076	0.202	0.206	0.211	0.183	0.465	0.274	0.111	0.128	0.268	0.228
0.08	0.447	0.177	0.373	0.155	0.277	0.215	0.459	0.117	0.250	0.250	0.259	0.230	0.504	0.323	0.143	0.162	0.306	0.258
0.1	0.523	0.226	0.444	0.196	0.335	0.260	0.564	0.160	0.314	0.314	0.325	0.289	0.577	0.388	0.179	0.200	0.363	0.306
0.15	0.752	0.357	0.657	0.317	0.500	0.392	0.865	0.290	0.504	0.501	0.523	0.467	0.826	0.600	0.290	0.322	0.544	0.457
0.2	0.997	0.498	0.892	0.454	0.681	0.544	1.177	0.447	0.710	0.703	0.737	0.661	1.106	0.843	0.426	0.465	0.743	0.632
0.3	1.499	0.813	1.387	0.760	1.059	0.861	1.788	0.792	1.141	1.146	1.173	1.062	1.660	1.349	0.724	0.783	1.166	0.999
0.4	1.990	1.139	1.870	1.087	1.447	1.184	2.362	1.160	1.591	1.567	1.602	1.459	2.207	1.865	1.041	1.119	1.612	1.374
0.5	2.441	1.471	2.335	1.418	1.829	1.509	2.919	1.530	1.972	1.986	2.054	1.864	2.715	2.364	1.379	1.467	2.027	1.733
0.6	2.885	1.802	2.781	1.753	2.204	1.837	3.448	1.910	2.406	2.383	2.460	2.238	3.192	2.816	1.713	1.824	2.445	2.110
0.8	3.709	2.445	3.612	2.402	2.900	2.460	4.367	2.630	3.179	3.159	3.220	2.990	4.070	3.711	2.372	2.490	3.203	2.794
1	4.451	3.072	4.370	3.043	3.556	3.066	5.183	3.353	3.880	3.868	3.983	3.657	4.881	4.489	2.980	3.130	3.936	3.454
2	7.482	5.753	7.429	5.811	6.382	5.683	8.398	6.273	6.811	6.894	6.938	6.498	8.044	7.609	5.729	6.039	6.880	6.123
4	12.005	9.981	12.006	10.113	10.681	9.864	12.815	10.739	11.158	11.253	11.297	10.773	12.418	12.125	9.922	10.365	11.159	10.290
6	15.727	13.558	15.917	13.744	14.314	13.447	14.408	14.285	14.245	14.335	14.075	13.592	15.546	16.041	13.376	14.086	14.505	13.356
8	18.876	16.974	19.566	17.188	17.788	16.795	14.324	17.704	16.074	16.652	16.118	16.017	18.037	19.129	16.660	17.086	17.538	16.111
10	21.938	20.344	23.095	20.574	20.965	19.972	14.120	21.098	18.086	18.189	17.983	18.220	20.022	22.554	19.609	20.281	20.133	18.491

附表 B.3 单能光子入射 CRAM 模型，单位光子注量时的器官吸收剂量（pGy cm²）
——膀胱（壁）、食道和肝

能量/MeV	膀胱（壁）						食道						肝					
	AP	PA	LLAT	RLAT	ROT	ISO	AP	PA	LLAT	RLAT	ROT	ISO	AP	PA	LLAT	RLAT	ROT	ISO
0.01	0.000	0.000	0.000	0.000	0.000	0.000	0.000	0.000	0.000	0.000	0.000	0.000	0.000	0.000	0.000	0.000	0.000	0.000
0.015	0.001	0.000	0.000	0.000	0.000	0.000	0.000	0.000	0.000	0.000	0.000	0.000	0.003	0.000	0.000	0.002	0.001	0.001
0.02	0.028	0.000	0.000	0.000	0.007	0.004	0.001	0.000	0.001	0.001	0.001	0.001	0.032	0.001	0.002	0.028	0.015	0.009
0.03	0.175	0.021	0.015	0.017	0.062	0.042	0.041	0.031	0.029	0.032	0.038	0.026	0.162	0.033	0.031	0.151	0.090	0.063
0.04	0.277	0.072	0.052	0.057	0.119	0.088	0.116	0.111	0.080	0.083	0.103	0.076	0.258	0.087	0.071	0.234	0.156	0.115
0.05	0.330	0.119	0.088	0.095	0.165	0.126	0.174	0.177	0.117	0.121	0.155	0.117	0.309	0.132	0.102	0.275	0.197	0.150
0.06	0.367	0.157	0.119	0.123	0.199	0.154	0.215	0.223	0.147	0.149	0.194	0.147	0.344	0.166	0.125	0.303	0.227	0.175
0.08	0.441	0.218	0.166	0.174	0.258	0.201	0.278	0.298	0.196	0.201	0.254	0.199	0.407	0.222	0.166	0.357	0.280	0.219
0.1	0.516	0.277	0.211	0.220	0.317	0.251	0.339	0.367	0.248	0.249	0.314	0.248	0.477	0.276	0.206	0.422	0.336	0.264
0.15	0.742	0.429	0.337	0.346	0.474	0.379	0.500	0.552	0.390	0.390	0.478	0.378	0.683	0.420	0.322	0.619	0.497	0.395
0.2	0.984	0.593	0.476	0.488	0.650	0.518	0.671	0.747	0.552	0.545	0.660	0.525	0.908	0.579	0.454	0.839	0.675	0.542
0.3	1.475	0.945	0.775	0.798	1.013	0.818	1.033	1.154	0.906	0.893	1.033	0.837	1.370	0.921	0.745	1.295	1.047	0.855
0.4	1.952	1.294	1.105	1.134	1.378	1.127	1.397	1.571	1.279	1.242	1.423	1.157	1.823	1.271	1.055	1.751	1.426	1.181
0.5	2.402	1.657	1.430	1.453	1.747	1.453	1.759	1.976	1.649	1.611	1.806	1.482	2.262	1.625	1.370	2.190	1.799	1.505
0.6	2.852	1.992	1.757	1.791	2.097	1.763	2.109	2.359	2.003	1.973	2.167	1.812	2.683	1.973	1.688	2.617	2.165	1.828
0.8	3.665	2.693	2.422	2.461	2.794	2.390	2.791	3.101	2.720	2.642	2.894	2.420	3.470	2.645	2.307	3.415	2.860	2.453
1	4.406	3.323	3.037	3.087	3.443	2.986	3.433	3.768	3.364	3.308	3.569	3.010	4.197	3.282	2.907	4.152	3.518	3.054
2	7.352	6.085	5.753	5.865	6.224	5.569	6.180	6.651	6.219	6.176	6.345	5.691	7.170	6.020	5.559	7.154	6.314	5.674
4	11.900	10.394	10.060	10.096	10.560	9.657	10.543	11.053	10.552	10.476	10.765	9.786	11.684	10.294	9.749	11.697	10.645	9.864
6	15.877	14.034	13.740	13.778	14.131	13.278	14.348	14.851	14.357	14.170	14.368	13.496	15.594	13.974	13.430	15.554	14.433	13.477
8	19.530	17.710	17.101	17.308	17.867	16.726	17.752	18.365	17.945	17.725	17.834	16.772	19.270	17.459	16.834	19.268	17.947	16.897
10	23.411	21.088	20.610	20.830	21.337	20.216	21.107	21.965	21.386	21.085	21.503	20.338	22.727	20.886	20.197	22.739	21.342	20.236

附表 B.4 单能光子入射 CRAM 模型，单位光子注量时的器官吸收剂量（pGy cm^2）
——甲状腺、骨表面和脑

能量/MeV	甲状腺						骨表面						脑					
	AP	PA	LLAT	RLAT	ROT	ISO	AP	PA	LLAT	RLAT	ROT	ISO	AP	PA	LLAT	RLAT	ROT	ISO
0.01	0.064	0.000	0.014	0.007	0.022	0.013	0.000	0.000	0.000	0.000	0.000	0.000	0.000	0.000	0.000	0.000	0.000	0.000
0.015	0.504	0.000	0.170	0.150	0.201	0.133	0.004	0.002	0.004	0.002	0.003	0.002	0.000	0.000	0.000	0.000	0.000	0.000
0.02	0.811	0.000	0.363	0.354	0.365	0.257	0.035	0.017	0.026	0.023	0.026	0.019	0.002	0.003	0.003	0.003	0.002	0.002
0.03	0.765	0.013	0.472	0.470	0.400	0.301	0.205	0.140	0.125	0.123	0.160	0.119	0.039	0.064	0.067	0.065	0.057	0.051
0.04	0.659	0.048	0.447	0.445	0.374	0.283	0.340	0.272	0.202	0.202	0.277	0.215	0.100	0.151	0.155	0.153	0.139	0.124
0.05	0.597	0.081	0.414	0.415	0.355	0.269	0.400	0.342	0.240	0.242	0.334	0.264	0.144	0.201	0.206	0.204	0.189	0.169
0.06	0.565	0.108	0.409	0.404	0.352	0.272	0.429	0.380	0.262	0.264	0.363	0.290	0.175	0.234	0.239	0.237	0.222	0.198
0.08	0.584	0.145	0.434	0.435	0.379	0.296	0.466	0.426	0.292	0.295	0.400	0.325	0.228	0.290	0.296	0.295	0.279	0.249
0.1	0.653	0.186	0.508	0.499	0.434	0.344	0.513	0.475	0.329	0.331	0.445	0.364	0.285	0.354	0.361	0.360	0.341	0.306
0.15	0.916	0.299	0.744	0.739	0.640	0.505	0.680	0.637	0.451	0.454	0.598	0.496	0.451	0.541	0.553	0.551	0.527	0.474
0.2	1.207	0.435	1.022	1.014	0.861	0.693	0.885	0.833	0.600	0.603	0.784	0.656	0.636	0.751	0.768	0.765	0.734	0.661
0.3	1.810	0.742	1.602	1.578	1.360	1.090	1.326	1.258	0.927	0.932	1.190	1.010	1.030	1.188	1.215	1.211	1.164	1.058
0.4	2.374	1.066	2.163	2.148	1.828	1.486	1.770	1.689	1.268	1.274	1.603	1.375	1.430	1.631	1.661	1.657	1.597	1.460
0.5	2.903	1.416	2.683	2.669	2.283	1.875	2.204	2.112	1.609	1.615	2.012	1.739	1.831	2.059	2.096	2.094	2.022	1.854
0.6	3.409	1.742	3.189	3.174	2.755	2.264	2.622	2.522	1.946	1.952	2.407	2.096	2.221	2.476	2.521	2.510	2.438	2.243
0.8	4.350	2.404	4.126	4.129	3.558	3.003	3.410	3.295	2.601	2.607	3.164	2.783	2.969	3.263	3.315	3.314	3.218	2.981
1	5.151	3.044	4.997	4.952	4.300	3.710	4.137	4.017	3.221	3.231	3.860	3.436	3.666	3.991	4.056	4.048	3.951	3.669
2	8.405	5.881	8.281	8.293	7.388	6.460	7.122	6.984	5.911	5.920	6.780	6.198	6.618	7.000	7.084	7.072	6.959	6.575
4	11.917	10.084	12.558	12.766	11.612	10.482	11.681	11.560	10.207	10.231	11.298	10.571	11.146	11.618	11.706	11.678	11.542	11.049
6	13.174	13.870	15.655	15.829	14.321	13.316	15.502	15.502	13.890	13.926	15.143	14.335	15.060	15.599	15.673	15.645	15.509	14.919
8	12.965	17.574	17.707	17.900	16.409	15.836	18.869	19.163	17.240	17.283	18.606	17.750	18.689	19.326	19.348	19.327	19.199	18.554
10	12.747	20.622	19.586	19.401	17.941	17.895	21.925	22.658	20.329	20.391	21.839	20.973	22.215	22.861	22.803	22.783	22.691	21.913

附表 B.5　单能光子入射 CRAM 模型，单位光子注量时的器官吸收剂量（pGy cm^2）
——皮肤、唾液腺和其余组织

能量/MeV	皮肤						唾液腺						其余组织					
	AP	PA	LLAT	RLAT	ROT	ISO	AP	PA	LLAT	RLAT	ROT	ISO	AP	PA	LLAT	RLAT	ROT	ISO
0.01	1.978	1.873	1.209	1.215	1.688	1.485	0.011	0.000	0.060	0.027	0.025	0.017	0.021	0.005	0.005	0.004	0.009	0.006
0.015	1.334	1.232	0.846	0.844	1.137	1.046	0.120	0.001	0.244	0.211	0.146	0.106	0.085	0.014	0.028	0.018	0.037	0.028
0.02	0.903	0.831	0.590	0.586	0.770	0.718	0.282	0.007	0.321	0.318	0.236	0.185	0.139	0.022	0.059	0.042	0.066	0.050
0.03	0.512	0.480	0.347	0.345	0.443	0.411	0.368	0.046	0.291	0.301	0.257	0.210	0.218	0.055	0.112	0.090	0.118	0.090
0.04	0.369	0.351	0.254	0.253	0.323	0.296	0.349	0.076	0.265	0.272	0.244	0.198	0.270	0.102	0.154	0.129	0.163	0.125
0.05	0.318	0.305	0.222	0.221	0.280	0.255	0.339	0.098	0.261	0.265	0.242	0.197	0.303	0.141	0.183	0.158	0.195	0.151
0.06	0.309	0.296	0.217	0.217	0.273	0.248	0.348	0.118	0.274	0.274	0.254	0.207	0.330	0.173	0.207	0.181	0.222	0.173
0.08	0.343	0.329	0.246	0.245	0.304	0.277	0.400	0.159	0.319	0.322	0.301	0.248	0.391	0.228	0.256	0.228	0.276	0.218
0.1	0.412	0.395	0.299	0.299	0.367	0.335	0.483	0.207	0.388	0.387	0.367	0.304	0.465	0.283	0.313	0.282	0.336	0.267
0.15	0.637	0.611	0.473	0.473	0.572	0.524	0.736	0.353	0.600	0.600	0.574	0.479	0.681	0.438	0.480	0.439	0.507	0.408
0.2	0.885	0.849	0.669	0.668	0.798	0.735	1.009	0.524	0.831	0.831	0.804	0.672	0.917	0.608	0.667	0.614	0.698	0.565
0.3	1.380	1.326	1.068	1.067	1.254	1.162	1.567	0.894	1.314	1.313	1.274	1.084	1.398	0.970	1.062	0.985	1.097	0.900
0.4	1.841	1.770	1.453	1.451	1.684	1.566	2.095	1.273	1.795	1.790	1.737	1.496	1.864	1.340	1.462	1.367	1.498	1.243
0.5	2.249	2.170	1.805	1.802	2.072	1.936	2.592	1.661	2.251	2.244	2.187	1.891	2.317	1.710	1.862	1.741	1.895	1.586
0.6	2.609	2.520	2.125	2.120	2.418	2.266	3.081	2.036	2.699	2.703	2.619	2.296	2.742	2.069	2.244	2.114	2.273	1.920
0.8	3.181	3.077	2.659	2.653	2.974	2.814	3.965	2.776	3.509	3.514	3.430	3.018	3.561	2.766	2.977	2.830	2.998	2.567
1	3.604	3.491	3.079	3.073	3.399	3.234	4.781	3.489	4.275	4.251	4.195	3.730	4.297	3.434	3.677	3.501	3.688	3.196
2	4.841	4.779	4.497	4.488	4.728	4.582	7.942	6.369	7.294	7.297	7.196	6.582	7.308	6.211	6.543	6.335	6.539	5.863
4	6.482	6.598	6.542	6.519	6.597	6.435	12.323	10.886	11.159	11.370	11.370	10.755	11.651	10.479	10.888	10.639	10.845	10.042
6	7.961	8.248	8.384	8.361	8.285	8.098	15.588	14.675	13.782	14.103	14.471	13.909	15.125	14.170	14.537	14.313	14.424	13.549
8	9.419	9.867	10.198	10.155	9.951	9.727	18.100	18.103	16.123	16.196	16.987	16.622	18.277	17.601	17.859	17.645	17.777	16.768
10	10.888	11.467	11.990	11.963	11.611	11.340	20.087	21.550	18.337	18.401	19.492	19.273	21.283	20.957	21.136	20.939	21.006	19.908

附表 B.6 单能光子入射 CRAM 模型，单位光子注量时的器官吸收剂量（pGy cm^2）
——肾上腺、胆囊（壁）和心脏（含血）

能量/MeV	肾上腺						胆囊（壁）						心脏（含血）					
	AP	PA	LLAT	RLAT	ROT	ISO	AP	PA	LLAT	RLAT	ROT	ISO	AP	PA	LLAT	RLAT	ROT	ISO
0.01	0.000	0.000	0.000	0.000	0.000	0.000	0.000	0.000	0.000	0.000	0.000	0.000	0.000	0.000	0.000	0.000	0.000	0.000
0.015	0.000	0.000	0.000	0.000	0.000	0.000	0.030	0.000	0.000	0.002	0.008	0.004	0.001	0.000	0.000	0.000	0.000	0.000
0.02	0.000	0.001	0.000	0.000	0.000	0.000	0.119	0.000	0.000	0.020	0.035	0.022	0.020	0.000	0.011	0.004	0.008	0.005
0.03	0.031	0.043	0.022	0.027	0.027	0.016	0.298	0.005	0.016	0.142	0.114	0.080	0.159	0.021	0.109	0.065	0.080	0.057
0.04	0.100	0.113	0.070	0.078	0.085	0.056	0.373	0.030	0.055	0.235	0.169	0.123	0.274	0.074	0.194	0.136	0.155	0.118
0.05	0.158	0.177	0.110	0.120	0.135	0.094	0.405	0.059	0.088	0.280	0.200	0.150	0.332	0.121	0.238	0.177	0.202	0.157
0.06	0.199	0.226	0.139	0.153	0.176	0.126	0.430	0.087	0.114	0.310	0.226	0.171	0.368	0.157	0.267	0.206	0.234	0.184
0.08	0.270	0.305	0.193	0.210	0.242	0.173	0.494	0.133	0.159	0.371	0.279	0.213	0.429	0.213	0.320	0.256	0.288	0.229
0.1	0.339	0.379	0.246	0.263	0.300	0.223	0.576	0.176	0.202	0.441	0.339	0.262	0.499	0.265	0.382	0.311	0.345	0.276
0.15	0.510	0.574	0.388	0.414	0.463	0.341	0.823	0.288	0.326	0.660	0.505	0.393	0.704	0.405	0.570	0.478	0.509	0.411
0.2	0.694	0.786	0.539	0.584	0.631	0.475	1.091	0.412	0.470	0.900	0.688	0.542	0.931	0.560	0.786	0.669	0.691	0.561
0.3	1.079	1.215	0.888	0.934	0.997	0.757	1.627	0.687	0.784	1.396	1.078	0.863	1.395	0.897	1.241	1.079	1.082	0.886
0.4	1.462	1.638	1.227	1.323	1.375	1.063	2.149	0.988	1.118	1.876	1.469	1.184	1.852	1.248	1.698	1.506	1.474	1.221
0.5	1.843	2.061	1.600	1.645	1.742	1.361	2.627	1.285	1.462	2.343	1.849	1.521	2.292	1.601	2.145	1.920	1.865	1.556
0.6	2.211	2.471	1.946	2.027	2.068	1.649	3.085	1.587	1.803	2.787	2.215	1.832	2.712	1.948	2.573	2.332	2.244	1.892
0.8	2.966	3.209	2.622	2.751	2.779	2.202	3.965	2.211	2.462	3.645	2.933	2.463	3.509	2.620	3.390	3.120	2.977	2.536
1	3.642	3.989	3.276	3.402	3.378	2.855	4.737	2.812	3.115	4.404	3.600	3.074	4.232	3.275	4.144	3.852	3.656	3.152
2	6.447	6.901	5.994	6.281	6.225	5.367	7.849	5.423	5.887	7.472	6.397	5.664	7.215	6.024	7.184	6.870	6.522	5.824
4	10.752	11.223	10.403	10.640	10.391	9.551	12.456	9.637	10.204	12.067	10.675	9.928	11.763	10.305	11.712	11.367	10.901	10.046
6	14.539	15.068	14.358	14.489	14.139	13.061	16.170	13.151	13.936	16.000	14.407	13.533	15.695	14.013	15.613	15.197	14.736	13.658
8	17.958	18.428	17.612	17.854	17.710	16.293	19.563	16.507	17.381	19.532	17.769	16.714	19.406	17.483	19.335	18.794	18.316	17.164
10	21.411	21.980	21.245	21.377	20.920	19.543	22.660	19.704	20.754	23.169	21.073	19.959	23.070	20.911	22.887	22.400	21.791	20.567

附表 B.7 单能光子入射 CRAM 模型,单位光子注量时的器官吸收剂量(pGy cm^2)
——肾、胰腺和小肠(壁)

能量/MeV	肾						胰腺						小肠(壁)					
	AP	PA	LLAT	RLAT	ROT	ISO	AP	PA	LLAT	RLAT	ROT	ISO	AP	PA	LLAT	RLAT	ROT	ISO
0.01	0.000	0.000	0.000	0.000	0.000	0.000	0.000	0.000	0.000	0.000	0.000	0.000	0.000	0.000	0.000	0.000	0.000	0.000
0.015	0.000	0.000	0.000	0.000	0.000	0.000	0.000	0.000	0.000	0.000	0.000	0.000	0.040	0.000	0.003	0.002	0.011	0.006
0.02	0.001	0.004	0.006	0.006	0.004	0.002	0.009	0.000	0.002	0.001	0.003	0.001	0.165	0.000	0.023	0.019	0.053	0.035
0.03	0.051	0.086	0.066	0.065	0.067	0.041	0.127	0.012	0.056	0.035	0.053	0.033	0.361	0.006	0.101	0.096	0.142	0.104
0.04	0.131	0.181	0.122	0.117	0.138	0.094	0.237	0.054	0.132	0.091	0.121	0.082	0.417	0.031	0.154	0.153	0.188	0.140
0.05	0.186	0.239	0.158	0.151	0.185	0.130	0.299	0.099	0.183	0.133	0.169	0.119	0.433	0.061	0.183	0.183	0.213	0.162
0.06	0.226	0.279	0.185	0.177	0.220	0.157	0.342	0.137	0.218	0.163	0.206	0.148	0.450	0.089	0.206	0.206	0.236	0.179
0.08	0.289	0.349	0.232	0.224	0.278	0.202	0.415	0.198	0.277	0.216	0.266	0.196	0.506	0.135	0.252	0.252	0.284	0.218
0.1	0.352	0.420	0.283	0.273	0.336	0.248	0.492	0.255	0.337	0.267	0.325	0.240	0.587	0.179	0.306	0.307	0.342	0.264
0.15	0.523	0.618	0.425	0.412	0.500	0.371	0.708	0.398	0.510	0.412	0.487	0.365	0.836	0.293	0.471	0.472	0.513	0.400
0.2	0.710	0.834	0.584	0.569	0.681	0.509	0.941	0.555	0.699	0.575	0.664	0.502	1.107	0.421	0.655	0.659	0.700	0.551
0.3	1.105	1.283	0.926	0.903	1.061	0.803	1.415	0.891	1.103	0.924	1.033	0.793	1.650	0.704	1.050	1.058	1.097	0.875
0.4	1.503	1.721	1.278	1.248	1.440	1.112	1.880	1.243	1.516	1.293	1.408	1.100	2.169	1.005	1.452	1.463	1.497	1.204
0.5	1.898	2.152	1.633	1.588	1.823	1.420	2.329	1.598	1.922	1.652	1.793	1.406	2.662	1.315	1.852	1.868	1.891	1.535
0.6	2.282	2.562	1.971	1.932	2.193	1.725	2.754	1.930	2.319	2.019	2.141	1.717	3.128	1.628	2.241	2.263	2.270	1.863
0.8	3.014	3.340	2.651	2.597	2.895	2.333	3.569	2.611	3.069	2.717	2.840	2.312	3.986	2.251	2.991	3.014	3.001	2.496
1	3.693	4.058	3.295	3.227	3.559	2.914	4.275	3.218	3.778	3.386	3.500	2.904	4.773	2.840	3.685	3.710	3.682	3.100
2	6.557	7.000	6.035	5.972	6.358	5.478	7.304	5.985	6.735	6.196	6.282	5.450	7.881	5.468	6.597	6.657	6.536	5.731
4	10.944	11.493	10.362	10.255	10.710	9.594	11.823	10.255	11.134	10.554	10.576	9.565	12.472	9.634	11.004	11.077	10.917	9.886
6	14.776	15.266	13.953	13.889	14.456	13.160	15.697	13.875	14.901	14.303	14.388	13.152	16.296	13.196	14.799	14.897	14.647	13.475
8	18.325	19.011	17.473	17.400	17.993	16.629	19.447	17.244	18.498	17.804	17.829	16.471	19.462	16.587	18.364	18.416	18.053	16.788
10	21.952	22.617	20.966	20.896	21.497	19.972	23.081	20.735	22.147	21.293	21.420	19.951	22.174	19.869	21.789	21.894	21.233	19.910

附表 B.8 单能光子入射 CRAM 模型，单位光子注量时的器官吸收剂量（$pGy\ cm^2$）
——脾、胸腺和前列腺

能量/MeV	脾						胸腺						前列腺					
	AP	PA	LLAT	RLAT	ROT	ISO	AP	PA	LLAT	RLAT	ROT	ISO	AP	PA	LLAT	RLAT	ROT	ISO
0.01	0.000	0.000	0.000	0.000	0.000	0.000	0.000	0.000	0.000	0.000	0.000	0.000	0.000	0.000	0.000	0.000	0.000	0.000
0.015	0.000	0.000	0.001	0.000	0.000	0.000	0.001	0.000	0.000	0.000	0.000	0.000	0.000	0.000	0.000	0.000	0.000	0.000
0.02	0.002	0.003	0.029	0.000	0.006	0.004	0.035	0.000	0.003	0.002	0.012	0.009	0.001	0.001	0.000	0.000	0.000	0.001
0.03	0.050	0.077	0.186	0.002	0.071	0.047	0.243	0.011	0.056	0.046	0.098	0.077	0.043	0.057	0.004	0.005	0.029	0.026
0.04	0.133	0.176	0.285	0.014	0.144	0.104	0.353	0.049	0.120	0.102	0.162	0.134	0.135	0.135	0.026	0.028	0.090	0.071
0.05	0.192	0.239	0.330	0.032	0.194	0.143	0.393	0.088	0.155	0.138	0.196	0.165	0.204	0.190	0.055	0.057	0.136	0.110
0.06	0.232	0.281	0.361	0.049	0.227	0.171	0.419	0.115	0.181	0.160	0.223	0.187	0.252	0.233	0.080	0.083	0.174	0.139
0.08	0.295	0.350	0.418	0.079	0.284	0.217	0.480	0.162	0.227	0.205	0.274	0.232	0.329	0.301	0.125	0.129	0.236	0.190
0.1	0.355	0.416	0.489	0.107	0.338	0.263	0.561	0.207	0.280	0.256	0.328	0.281	0.405	0.370	0.166	0.166	0.297	0.236
0.15	0.519	0.609	0.702	0.178	0.496	0.388	0.809	0.325	0.434	0.408	0.500	0.433	0.599	0.562	0.270	0.271	0.450	0.369
0.2	0.696	0.820	0.940	0.260	0.671	0.530	1.089	0.461	0.615	0.576	0.688	0.592	0.808	0.769	0.388	0.388	0.625	0.508
0.3	1.083	1.253	1.432	0.449	1.039	0.834	1.638	0.758	0.990	0.950	1.080	0.959	1.239	1.192	0.646	0.631	0.989	0.818
0.4	1.466	1.684	1.912	0.667	1.415	1.151	2.154	1.067	1.398	1.333	1.480	1.303	1.654	1.613	0.932	0.900	1.341	1.120
0.5	1.844	2.108	2.376	0.891	1.777	1.471	2.659	1.387	1.794	1.725	1.872	1.668	2.074	2.035	1.222	1.183	1.711	1.455
0.6	2.218	2.515	2.824	1.136	2.152	1.783	3.104	1.700	2.185	2.095	2.240	2.021	2.463	2.418	1.479	1.458	2.085	1.761
0.8	2.941	3.290	3.645	1.620	2.838	2.411	3.965	2.323	2.900	2.832	2.969	2.695	3.215	3.162	2.058	1.996	2.731	2.373
1	3.607	4.000	4.419	2.119	3.498	2.992	4.780	2.943	3.627	3.537	3.689	3.338	3.918	3.946	2.660	2.572	3.393	2.959
2	6.446	6.913	7.495	4.494	6.244	5.596	7.859	5.596	6.582	6.462	6.485	6.098	6.850	6.719	5.189	5.011	6.194	5.510
4	10.880	11.354	12.069	8.460	10.562	9.718	12.500	9.651	10.957	10.729	10.994	10.448	11.346	11.153	9.196	9.136	10.596	9.688
6	14.655	15.216	16.056	11.834	14.328	13.402	16.460	13.363	14.838	14.691	14.741	14.066	14.928	15.087	12.724	12.589	13.915	13.379
8	18.159	18.863	19.719	15.078	17.879	16.770	20.299	16.742	18.492	18.282	18.295	17.420	18.730	18.663	16.165	15.772	17.778	16.669
10	21.723	22.561	23.407	18.292	21.314	20.107	23.911	20.116	21.920	21.868	21.827	20.813	22.209	21.955	19.560	19.273	21.495	19.997

附表 B.9　单能光子入射 CRAM 模型，单位光子注量时的器官吸收剂量（pGy cm²）
——ET、肌肉和口腔黏膜

能量/MeV	ET						肌肉						口腔黏膜					
	AP	PA	LLAT	RLAT	ROT	ISO	AP	PA	LLAT	RLAT	ROT	ISO	AP	PA	LLAT	RLAT	ROT	ISO
0.01	0.005	0.000	0.004	0.002	0.003	0.003	0.063	0.070	0.038	0.038	0.058	0.043	0.110	0.000	0.004	0.001	0.029	0.016
0.015	0.101	0.000	0.050	0.041	0.049	0.040	0.164	0.181	0.098	0.099	0.149	0.117	0.604	0.000	0.177	0.070	0.218	0.154
0.02	0.222	0.000	0.131	0.107	0.113	0.090	0.224	0.256	0.134	0.134	0.205	0.166	0.779	0.000	0.366	0.214	0.328	0.258
0.03	0.289	0.010	0.209	0.178	0.169	0.131	0.252	0.304	0.155	0.153	0.237	0.196	0.623	0.001	0.362	0.269	0.300	0.255
0.04	0.293	0.038	0.238	0.208	0.192	0.149	0.251	0.300	0.158	0.156	0.236	0.195	0.483	0.009	0.304	0.244	0.249	0.222
0.05	0.304	0.066	0.257	0.231	0.213	0.168	0.256	0.298	0.164	0.161	0.239	0.198	0.428	0.023	0.289	0.241	0.237	0.209
0.06	0.321	0.091	0.278	0.256	0.235	0.188	0.269	0.309	0.175	0.171	0.250	0.208	0.422	0.035	0.296	0.253	0.244	0.212
0.08	0.380	0.132	0.338	0.314	0.291	0.236	0.317	0.355	0.209	0.205	0.293	0.244	0.463	0.062	0.350	0.300	0.288	0.257
0.1	0.457	0.176	0.416	0.390	0.361	0.293	0.383	0.425	0.256	0.252	0.354	0.296	0.554	0.087	0.427	0.379	0.352	0.311
0.15	0.692	0.301	0.647	0.607	0.560	0.464	0.585	0.640	0.401	0.395	0.542	0.458	0.821	0.169	0.665	0.605	0.550	0.497
0.2	0.946	0.447	0.907	0.856	0.786	0.658	0.808	0.877	0.565	0.557	0.752	0.639	1.126	0.263	0.921	0.846	0.780	0.701
0.3	1.459	0.760	1.423	1.349	1.248	1.056	1.270	1.363	0.913	0.902	1.187	1.021	1.717	0.490	1.463	1.356	1.249	1.116
0.4	1.966	1.094	1.926	1.843	1.705	1.465	1.726	1.839	1.268	1.255	1.620	1.406	2.258	0.748	1.966	1.850	1.716	1.557
0.5	2.441	1.444	2.428	2.339	2.159	1.849	2.169	2.297	1.621	1.606	2.043	1.786	2.811	1.020	2.482	2.319	2.176	1.970
0.6	2.888	1.780	2.884	2.773	2.579	2.241	2.594	2.735	1.970	1.952	2.450	2.155	3.293	1.298	2.951	2.803	2.581	2.357
0.8	3.760	2.452	3.736	3.644	3.383	2.959	3.394	3.556	2.641	2.620	3.221	2.862	4.259	1.847	3.824	3.683	3.359	3.103
1	4.540	3.089	4.516	4.410	4.144	3.644	4.129	4.306	3.276	3.253	3.934	3.525	5.029	2.383	4.662	4.469	4.156	3.835
2	7.690	5.882	7.574	7.511	7.123	6.546	7.047	7.255	5.946	5.917	6.807	6.260	8.346	4.916	7.778	7.631	7.220	6.748
4	12.047	10.118	12.106	11.950	11.642	10.827	11.091	11.309	9.899	9.856	10.849	10.232	11.665	9.015	12.197	12.160	11.302	10.937
6	15.253	13.818	15.797	15.766	15.066	14.273	14.233	14.422	13.090	13.048	14.022	13.406	12.807	12.840	15.056	15.699	14.162	13.945
8	17.860	17.434	18.927	18.906	18.318	17.362	16.985	17.105	15.961	15.905	16.806	16.221	13.340	16.287	17.087	18.647	16.477	16.580
10	20.183	20.791	21.908	22.008	21.208	20.292	19.527	19.508	18.662	18.608	19.376	18.847	13.902	19.767	19.169	20.884	18.769	18.715

附表 B.10 单能光子入射 CRAM 模型,单位光子注量时的器官吸收剂量(pGy cm²)
——眼晶体、ET1、ET2 和淋巴结

能量/MeV	眼晶体						ET1						ET2						淋巴结					
	AP	PA	LLAT	RLAT	ROT	ISO	AP	PA	LLAT	RLAT	ROT	ISO	AP	PA	LLAT	RLAT	ROT	ISO	AP	PA	LLAT	RLAT	ROT	ISO
0.01	0.170	0.000	0.001	0.001	0.043	0.024	0.027	0.000	0.023	0.013	0.018	0.015	0.001	0.000	0.000	0.000	0.000	0.000	0.090	0.001	0.013	0.006	0.025	0.020
0.015	1.031	0.000	0.149	0.090	0.286	0.240	0.358	0.000	0.233	0.217	0.203	0.182	0.049	0.000	0.012	0.005	0.018	0.011	0.164	0.006	0.033	0.017	0.050	0.038
0.02	1.080	0.000	0.291	0.223	0.394	0.334	0.636	0.000	0.448	0.420	0.354	0.325	0.138	0.000	0.067	0.043	0.064	0.042	0.227	0.025	0.066	0.038	0.083	0.063
0.03	0.786	0.003	0.300	0.246	0.278	0.294	0.582	0.002	0.447	0.424	0.335	0.311	0.229	0.012	0.160	0.128	0.135	0.094	0.305	0.082	0.115	0.081	0.142	0.110
0.04	0.521	0.004	0.213	0.168	0.259	0.212	0.445	0.010	0.365	0.337	0.265	0.246	0.262	0.044	0.213	0.181	0.178	0.129	0.331	0.137	0.147	0.118	0.183	0.142
0.05	0.465	0.021	0.262	0.201	0.211	0.205	0.394	0.023	0.326	0.306	0.245	0.229	0.286	0.074	0.244	0.216	0.207	0.156	0.344	0.176	0.169	0.143	0.210	0.164
0.06	0.452	0.038	0.235	0.228	0.230	0.216	0.379	0.034	0.320	0.308	0.246	0.227	0.310	0.102	0.270	0.245	0.233	0.180	0.362	0.208	0.188	0.164	0.233	0.183
0.08	0.524	0.065	0.330	0.238	0.255	0.230	0.425	0.060	0.369	0.354	0.283	0.266	0.371	0.147	0.332	0.306	0.293	0.230	0.417	0.266	0.231	0.205	0.285	0.225
0.1	0.593	0.087	0.381	0.323	0.347	0.358	0.504	0.086	0.449	0.438	0.347	0.322	0.448	0.195	0.410	0.381	0.364	0.287	0.493	0.328	0.281	0.251	0.344	0.274
0.15	0.862	0.151	0.571	0.545	0.623	0.451	0.763	0.167	0.706	0.683	0.554	0.517	0.679	0.329	0.636	0.593	0.562	0.454	0.726	0.507	0.429	0.388	0.521	0.417
0.2	1.160	0.257	0.853	0.701	0.835	0.732	1.040	0.267	1.006	0.969	0.780	0.736	0.928	0.485	0.888	0.834	0.788	0.643	0.977	0.703	0.597	0.543	0.718	0.581
0.3	1.728	0.497	1.418	1.240	1.211	1.294	1.614	0.503	1.572	1.529	1.246	1.185	1.430	0.814	1.394	1.315	1.251	1.031	1.492	1.114	0.952	0.874	1.123	0.923
0.4	2.778	0.795	1.772	1.681	1.637	1.769	2.160	0.762	2.133	2.099	1.725	1.630	1.929	1.164	1.886	1.793	1.703	1.433	1.991	1.525	1.314	1.215	1.535	1.274
0.5	2.896	0.963	2.529	2.332	1.969	1.713	2.671	1.052	2.675	2.640	2.158	2.052	2.398	1.527	2.382	2.281	2.162	1.810	2.469	1.931	1.669	1.556	1.938	1.626
0.6	3.555	1.270	2.622	2.715	2.958	2.309	3.162	1.356	3.193	3.130	2.592	2.498	2.836	1.869	2.825	2.704	2.581	2.192	2.917	2.322	2.026	1.901	2.332	1.967
0.8	4.059	1.656	3.780	3.567	3.144	3.250	4.104	1.945	4.071	4.074	3.412	3.252	3.695	2.559	3.673	3.562	3.382	2.903	3.754	3.079	2.708	2.551	3.053	2.624
1	5.351	2.628	4.346	4.008	4.018	3.714	4.883	2.534	4.871	4.864	4.192	3.955	4.477	3.207	4.450	4.323	4.140	3.586	4.508	3.783	3.350	3.169	3.756	3.257
2	8.042	5.432	7.300	7.042	7.196	6.951	8.165	5.142	8.011	8.149	7.178	6.964	7.604	6.042	7.495	7.392	7.122	6.470	7.506	6.662	6.064	5.875	6.618	5.944
4	10.293	9.240	10.899	10.968	9.654	11.621	11.972	9.237	12.449	12.273	11.154	10.959	12.080	10.314	12.054	11.902	11.760	10.816	11.721	11.087	10.301	10.056	10.869	10.122
6	9.442	12.910	14.448	13.876	11.994	12.456	13.221	12.755	14.833	15.006	13.590	13.452	15.692	14.057	16.018	15.945	15.391	14.463	15.116	14.900	13.865	13.660	14.512	13.620
8	7.734	16.232	16.743	15.761	16.088	14.343	13.659	16.015	16.365	16.574	15.373	15.399	18.749	17.751	19.480	19.412	18.949	17.790	18.073	18.465	17.159	16.990	17.874	16.909
10	6.780	20.323	18.544	21.355	17.158	17.943	13.487	19.241	17.906	17.670	17.253	17.216	21.586	21.140	22.761	22.930	22.050	20.953	20.874	21.930	20.358	20.243	21.160	20.128

附表 B. 11 单能光子入射 CRAF 模型，单位光子注量时的器官吸收剂量（pGy cm²）
——红骨髓、结肠（壁）和肺

能量/MeV	红骨髓						结肠（壁）						肺					
	AP	PA	LLAT	RLAT	ROT	ISO	AP	PA	LLAT	RLAT	ROT	ISO	AP	PA	LLAT	RLAT	ROT	ISO
0.01	0.000	0.000	0.000	0.000	0.000	0.000	0.000	0.000	0.000	0.000	0.000	0.000	0.000	0.000	0.000	0.000	0.000	0.000
0.015	0.004	0.008	0.004	0.003	0.004	0.003	0.034	0.001	0.005	0.005	0.010	0.005	0.001	0.008	0.000	0.000	0.002	0.001
0.02	0.017	0.036	0.010	0.010	0.017	0.014	0.176	0.010	0.052	0.041	0.067	0.042	0.020	0.066	0.005	0.006	0.022	0.014
0.03	0.061	0.119	0.035	0.033	0.066	0.051	0.376	0.057	0.164	0.137	0.181	0.135	0.124	0.224	0.037	0.044	0.111	0.087
0.04	0.110	0.192	0.065	0.063	0.117	0.093	0.419	0.108	0.201	0.175	0.227	0.178	0.196	0.289	0.073	0.082	0.172	0.145
0.05	0.153	0.248	0.095	0.091	0.161	0.130	0.429	0.146	0.224	0.193	0.250	0.188	0.239	0.320	0.100	0.109	0.204	0.175
0.06	0.189	0.290	0.121	0.113	0.195	0.159	0.440	0.168	0.237	0.208	0.271	0.210	0.262	0.348	0.119	0.128	0.231	0.197
0.08	0.258	0.384	0.169	0.162	0.266	0.219	0.486	0.215	0.272	0.246	0.307	0.252	0.323	0.409	0.153	0.165	0.279	0.241
0.1	0.324	0.471	0.218	0.208	0.331	0.276	0.558	0.270	0.324	0.296	0.364	0.291	0.391	0.490	0.192	0.201	0.341	0.292
0.15	0.503	0.713	0.354	0.339	0.518	0.431	0.801	0.406	0.487	0.442	0.537	0.429	0.571	0.732	0.299	0.314	0.510	0.439
0.2	0.695	0.953	0.496	0.473	0.703	0.583	1.049	0.567	0.674	0.612	0.728	0.590	0.783	0.979	0.419	0.447	0.697	0.612
0.3	1.087	1.446	0.802	0.769	1.104	0.922	1.561	0.899	1.053	0.995	1.124	0.913	1.223	1.514	0.690	0.726	1.086	0.954
0.4	1.484	1.920	1.128	1.079	1.505	1.259	2.029	1.258	1.451	1.385	1.526	1.241	1.666	2.006	0.987	1.025	1.494	1.312
0.5	1.863	2.367	1.449	1.397	1.900	1.619	2.531	1.614	1.857	1.756	1.917	1.554	2.070	2.492	1.285	1.339	1.875	1.681
0.6	2.240	2.798	1.767	1.698	2.281	1.967	2.960	1.955	2.252	2.124	2.309	1.909	2.502	2.956	1.576	1.639	2.265	2.009
0.8	2.954	3.601	2.403	2.327	2.990	2.604	3.762	2.594	2.998	2.841	3.007	2.527	3.252	3.776	2.165	2.253	2.999	2.707
1	3.611	4.346	3.016	2.923	3.682	3.217	4.526	3.309	3.679	3.509	3.687	3.167	3.965	4.576	2.749	2.843	3.672	3.350
2	6.509	7.455	5.713	5.564	6.603	5.943	7.621	6.025	6.559	6.305	6.663	5.854	6.963	7.751	5.430	5.553	6.629	6.202
4	10.896	12.126	9.998	9.791	11.132	10.192	12.179	10.533	10.953	10.681	10.852	10.195	11.695	12.606	9.716	10.042	11.241	10.797
6	14.625	15.814	13.530	13.363	14.772	13.814	16.112	14.021	14.621	14.250	14.624	14.009	15.705	16.774	13.563	13.913	15.336	14.845
8	18.135	19.113	16.848	16.617	18.181	17.173	19.178	17.395	17.914	17.570	17.878	16.488	19.507	20.573	17.353	17.643	19.100	18.245
10	21.528	22.461	20.198	19.936	21.501	20.488	22.052	20.380	21.193	20.971	21.059	20.023	23.146	24.405	21.075	21.649	23.055	21.988

附表 B.12 单能光子入射 CRAF 模型,单位光子注量时的器官吸收剂量(pGy cm^2)
——胃(壁)、乳腺和卵巢

能量/MeV	胃(壁)						乳腺						卵巢					
	AP	PA	LLAT	RLAT	ROT	ISO	AP	PA	LLAT	RLAT	ROT	ISO	AP	PA	LLAT	RLAT	ROT	ISO
0.01	0.000	0.000	0.000	0.000	0.000	0.000	0.038	0.000	0.009	0.012	0.009	0.004	0.000	0.000	0.000	0.000	0.000	0.000
0.015	0.014	0.000	0.001	0.000	0.003	0.002	0.338	0.001	0.131	0.146	0.131	0.088	0.003	0.000	0.000	0.000	0.001	0.001
0.02	0.078	0.003	0.026	0.004	0.029	0.019	0.505	0.002	0.226	0.234	0.223	0.178	0.064	0.002	0.006	0.000	0.015	0.013
0.03	0.223	0.044	0.145	0.033	0.119	0.079	0.463	0.015	0.219	0.220	0.224	0.203	0.263	0.053	0.027	0.022	0.094	0.079
0.04	0.301	0.100	0.220	0.069	0.173	0.122	0.394	0.042	0.190	0.190	0.199	0.189	0.333	0.128	0.064	0.057	0.163	0.117
0.05	0.334	0.148	0.252	0.090	0.206	0.156	0.374	0.064	0.184	0.181	0.200	0.187	0.362	0.181	0.096	0.089	0.189	0.143
0.06	0.365	0.187	0.275	0.114	0.243	0.186	0.382	0.083	0.193	0.187	0.210	0.201	0.383	0.217	0.113	0.113	0.240	0.175
0.08	0.418	0.239	0.329	0.145	0.286	0.233	0.451	0.119	0.235	0.231	0.260	0.240	0.445	0.290	0.152	0.144	0.276	0.223
0.1	0.491	0.288	0.392	0.184	0.338	0.280	0.546	0.160	0.293	0.289	0.323	0.301	0.533	0.338	0.192	0.179	0.328	0.263
0.15	0.708	0.454	0.594	0.287	0.514	0.432	0.841	0.285	0.468	0.469	0.509	0.473	0.749	0.535	0.291	0.288	0.486	0.386
0.2	0.933	0.629	0.812	0.407	0.694	0.583	1.141	0.422	0.661	0.661	0.725	0.666	0.990	0.734	0.405	0.398	0.666	0.509
0.3	1.419	1.001	1.257	0.676	1.101	0.908	1.728	0.750	1.054	1.051	1.166	1.075	1.491	1.148	0.648	0.669	1.037	0.789
0.4	1.853	1.373	1.709	0.950	1.472	1.204	2.292	1.084	1.449	1.438	1.595	1.457	1.990	1.548	0.931	0.962	1.390	1.136
0.5	2.276	1.727	2.135	1.275	1.858	1.559	2.826	1.420	1.823	1.827	2.006	1.876	2.479	1.985	1.193	1.296	1.829	1.431
0.6	2.676	2.092	2.543	1.551	2.258	1.913	3.345	1.761	2.202	2.207	2.398	2.266	2.774	2.356	1.437	1.566	2.153	1.712
0.8	3.487	2.691	3.361	2.122	2.987	2.705	4.242	2.392	2.926	2.935	3.148	2.976	3.735	3.038	1.938	2.031	2.826	2.113
1	4.272	3.415	4.144	2.678	3.699	3.219	5.052	3.066	3.639	3.619	3.844	3.672	4.462	3.793	2.505	2.680	3.452	2.615
2	7.285	6.339	7.089	5.381	6.588	5.960	8.499	5.954	6.577	6.520	6.856	6.579	7.706	6.904	5.063	5.019	6.165	5.737
4	11.858	10.907	11.631	9.646	10.838	9.808	12.723	10.419	10.815	10.773	11.253	10.673	12.187	11.291	8.324	8.876	10.464	11.103
6	15.611	14.549	15.068	12.982	14.851	13.643	14.335	14.041	13.648	13.393	14.171	13.855	17.060	13.428	11.713	12.447	14.042	14.585
8	19.281	17.912	18.830	16.446	18.205	17.338	15.228	17.545	16.022	15.569	16.514	16.410	18.884	17.384	14.705	15.560	18.020	17.204
10	23.122	21.901	22.004	19.766	21.980	21.133	15.994	21.283	18.015	17.474	18.553	18.891	23.513	21.250	17.774	18.406	20.149	21.027

附表 B.13 单能光子入射 CRAF 模型，单位光子注量时的器官吸收剂量（$pGy\ cm^2$）
——膀胱（壁）、食道和肝

能量/MeV	膀胱（壁）						食道						肝					
	AP	PA	LLAT	RLAT	ROT	ISO	AP	PA	LLAT	RLAT	ROT	ISO	AP	PA	LLAT	RLAT	ROT	ISO
0.01	0.000	0.000	0.000	0.000	0.000	0.000	0.000	0.000	0.000	0.000	0.000	0.000	0.000	0.000	0.000	0.000	0.000	0.000
0.015	0.005	0.000	0.000	0.000	0.001	0.001	0.001	0.000	0.000	0.000	0.000	0.000	0.008	0.000	0.000	0.003	0.003	0.001
0.02	0.063	0.015	0.000	0.000	0.018	0.016	0.021	0.002	0.002	0.001	0.006	0.003	0.051	0.008	0.001	0.032	0.023	0.013
0.03	0.240	0.106	0.017	0.010	0.095	0.078	0.111	0.050	0.025	0.022	0.061	0.042	0.175	0.074	0.017	0.135	0.102	0.072
0.04	0.310	0.175	0.038	0.034	0.167	0.121	0.185	0.127	0.060	0.054	0.124	0.099	0.254	0.142	0.044	0.200	0.166	0.126
0.05	0.347	0.238	0.069	0.056	0.205	0.165	0.237	0.181	0.096	0.082	0.171	0.136	0.295	0.191	0.067	0.235	0.207	0.163
0.06	0.379	0.273	0.097	0.077	0.213	0.189	0.266	0.222	0.115	0.102	0.206	0.172	0.329	0.229	0.086	0.261	0.236	0.184
0.08	0.464	0.318	0.131	0.111	0.282	0.231	0.334	0.297	0.158	0.142	0.261	0.213	0.385	0.286	0.119	0.313	0.287	0.230
0.1	0.516	0.400	0.165	0.142	0.321	0.293	0.399	0.355	0.200	0.179	0.313	0.269	0.454	0.347	0.150	0.373	0.344	0.276
0.15	0.758	0.549	0.258	0.215	0.478	0.423	0.576	0.542	0.317	0.284	0.476	0.411	0.657	0.520	0.237	0.548	0.506	0.410
0.2	0.965	0.763	0.391	0.330	0.669	0.595	0.802	0.729	0.426	0.402	0.656	0.574	0.883	0.712	0.345	0.753	0.696	0.563
0.3	1.506	1.232	0.662	0.512	1.021	0.953	1.220	1.133	0.725	0.658	1.035	0.907	1.348	1.110	0.587	1.165	1.082	0.877
0.4	1.961	1.647	0.908	0.769	1.384	1.258	1.675	1.518	1.011	0.940	1.403	1.204	1.799	1.506	0.850	1.582	1.459	1.205
0.5	2.402	2.046	1.171	1.041	1.699	1.626	2.052	1.860	1.308	1.238	1.781	1.560	2.245	1.903	1.121	1.995	1.853	1.519
0.6	2.859	2.502	1.475	1.255	2.103	1.939	2.385	2.264	1.591	1.539	2.171	1.889	2.656	2.271	1.412	2.390	2.203	1.864
0.8	3.763	3.240	2.073	1.783	2.719	2.532	3.125	2.956	2.224	2.114	2.921	2.506	3.413	2.993	1.942	3.137	2.925	2.499
1	4.362	3.990	2.553	2.124	3.430	3.037	3.928	3.735	2.809	2.662	3.554	3.139	4.135	3.664	2.487	3.844	3.584	3.099
2	7.522	7.197	5.132	4.622	6.363	5.961	6.343	6.486	5.278	4.903	6.208	6.016	7.117	6.446	4.952	6.807	6.419	5.768
4	12.018	11.574	9.560	8.899	11.031	9.860	10.547	11.094	9.247	9.221	10.781	10.418	11.692	10.852	9.110	11.322	10.717	10.102
6	16.175	14.788	13.368	12.221	14.846	14.140	14.553	15.179	12.699	12.948	14.668	14.077	15.566	14.690	12.651	15.138	14.446	13.738
8	19.816	18.508	16.379	15.889	17.897	16.817	18.672	18.242	15.576	16.448	17.933	17.558	18.782	18.100	15.935	18.686	17.907	17.061
10	23.447	22.381	19.434	18.711	22.713	20.432	22.552	22.729	19.088	18.865	22.089	21.167	22.550	21.926	18.928	22.337	21.378	20.886

附表 B.14 单能光子入射 CRAF 模型，单位光子注量时的器官吸收剂量（pGy cm^2）
——甲状腺、骨表面和脑

能量/MeV	甲状腺						骨表面						脑					
	AP	PA	LLAT	RLAT	ROT	ISO	AP	PA	LLAT	RLAT	ROT	ISO	AP	PA	LLAT	RLAT	ROT	ISO
0.01	0.001	0.000	0.000	0.000	0.000	0.000	0.004	0.002	0.001	0.002	0.001	0.001	0.000	0.000	0.000	0.000	0.000	0.000
0.015	0.123	0.000	0.003	0.008	0.029	0.013	0.029	0.017	0.016	0.017	0.019	0.012	0.000	0.000	0.001	0.001	0.000	0.000
0.02	0.404	0.001	0.053	0.081	0.132	0.080	0.094	0.072	0.051	0.055	0.071	0.051	0.003	0.009	0.010	0.009	0.007	0.005
0.03	0.549	0.022	0.174	0.217	0.229	0.141	0.259	0.259	0.149	0.154	0.229	0.176	0.047	0.085	0.086	0.081	0.073	0.064
0.04	0.548	0.072	0.214	0.262	0.279	0.177	0.355	0.388	0.212	0.215	0.331	0.266	0.103	0.159	0.158	0.152	0.142	0.132
0.05	0.523	0.118	0.237	0.274	0.295	0.187	0.394	0.441	0.243	0.243	0.374	0.306	0.140	0.200	0.200	0.193	0.183	0.172
0.06	0.523	0.147	0.245	0.281	0.311	0.215	0.414	0.463	0.260	0.257	0.394	0.329	0.168	0.229	0.227	0.222	0.211	0.200
0.08	0.559	0.204	0.286	0.317	0.343	0.250	0.447	0.497	0.285	0.282	0.424	0.356	0.219	0.284	0.284	0.276	0.267	0.253
0.1	0.634	0.243	0.342	0.364	0.411	0.274	0.490	0.544	0.319	0.316	0.465	0.394	0.277	0.346	0.349	0.339	0.328	0.307
0.15	0.867	0.348	0.516	0.571	0.569	0.401	0.651	0.718	0.439	0.434	0.621	0.527	0.439	0.537	0.542	0.527	0.512	0.477
0.2	1.158	0.491	0.708	0.784	0.753	0.582	0.853	0.927	0.584	0.579	0.809	0.687	0.624	0.746	0.753	0.737	0.715	0.663
0.3	1.707	0.803	1.122	1.226	1.191	0.898	1.279	1.385	0.906	0.898	1.224	1.052	1.008	1.181	1.196	1.175	1.143	1.056
0.4	2.271	1.180	1.526	1.666	1.639	1.202	1.709	1.839	1.238	1.230	1.640	1.419	1.408	1.618	1.634	1.608	1.567	1.462
0.5	2.724	1.489	1.940	2.139	2.016	1.517	2.121	2.272	1.577	1.564	2.053	1.802	1.794	2.053	2.061	2.038	1.974	1.853
0.6	3.158	1.767	2.309	2.508	2.382	1.790	2.531	2.699	1.907	1.891	2.454	2.160	2.186	2.448	2.473	2.442	2.370	2.242
0.8	4.047	2.498	3.069	3.284	3.167	2.432	3.289	3.491	2.555	2.545	3.205	2.847	2.901	3.223	3.257	3.225	3.132	2.961
1	4.737	3.019	3.801	3.970	3.833	3.149	3.993	4.232	3.175	3.164	3.912	3.496	3.602	3.950	3.989	3.937	3.855	3.620
2	7.640	5.473	6.532	6.860	6.754	5.234	7.000	7.309	5.894	5.852	6.897	6.300	6.567	7.008	7.084	6.975	6.842	6.574
4	13.400	9.174	10.768	11.880	10.564	10.136	11.480	12.000	10.231	10.132	11.468	10.667	11.137	11.704	11.737	11.620	11.378	11.094
6	15.594	12.875	14.286	14.962	14.737	11.925	15.093	15.872	13.785	13.691	15.128	14.293	15.103	15.676	15.647	15.502	15.256	14.976
8	16.413	16.264	17.421	17.996	17.314	17.183	18.252	19.235	17.022	16.901	18.489	17.693	18.791	19.517	19.316	19.244	19.028	18.421
10	17.923	19.326	21.410	20.129	19.208	17.876	21.411	22.738	20.227	20.029	21.719	21.036	22.561	23.300	23.048	22.903	22.736	22.328

附表 B.15　单能光子入射 CRAF 模型，单位光子注量时的器官吸收剂量（pGy cm²）
——皮肤、唾液腺和其余组织

能量/MeV	皮肤						唾液腺						其余组织					
	AP	PA	LLAT	RLAT	ROT	ISO	AP	PA	LLAT	RLAT	ROT	ISO	AP	PA	LLAT	RLAT	ROT	ISO
0.01	1.111	1.087	0.669	0.657	0.596	0.306	0.000	0.000	0.004	0.005	0.002	0.002	0.001	0.001	0.000	0.000	0.001	0.000
0.015	1.012	0.967	0.624	0.615	0.791	0.645	0.007	0.003	0.099	0.105	0.054	0.041	0.017	0.008	0.005	0.005	0.009	0.006
0.02	0.758	0.729	0.477	0.468	0.646	0.588	0.045	0.032	0.212	0.222	0.141	0.104	0.053	0.027	0.019	0.014	0.029	0.020
0.03	0.471	0.457	0.303	0.297	0.419	0.396	0.150	0.120	0.251	0.269	0.209	0.159	0.154	0.098	0.069	0.056	0.100	0.077
0.04	0.354	0.343	0.232	0.227	0.316	0.299	0.203	0.162	0.248	0.260	0.224	0.165	0.220	0.162	0.117	0.098	0.159	0.124
0.05	0.311	0.303	0.205	0.201	0.279	0.262	0.231	0.181	0.245	0.262	0.235	0.172	0.261	0.204	0.146	0.126	0.195	0.155
0.06	0.305	0.298	0.202	0.199	0.272	0.253	0.253	0.203	0.260	0.268	0.251	0.187	0.291	0.236	0.171	0.147	0.227	0.178
0.08	0.344	0.335	0.233	0.228	0.308	0.286	0.312	0.256	0.302	0.321	0.300	0.226	0.351	0.298	0.214	0.190	0.280	0.224
0.1	0.417	0.405	0.284	0.280	0.372	0.346	0.384	0.319	0.369	0.380	0.366	0.282	0.416	0.362	0.263	0.236	0.341	0.275
0.15	0.648	0.630	0.457	0.449	0.582	0.538	0.590	0.513	0.579	0.579	0.577	0.449	0.617	0.545	0.406	0.363	0.510	0.417
0.2	0.902	0.879	0.648	0.635	0.815	0.754	0.829	0.720	0.811	0.823	0.804	0.624	0.834	0.747	0.566	0.511	0.704	0.576
0.3	1.408	1.374	1.041	1.027	1.284	1.190	1.304	1.170	1.273	1.299	1.250	1.002	1.271	1.162	0.908	0.835	1.105	0.896
0.4	1.888	1.832	1.424	1.410	1.725	1.608	1.732	1.646	1.738	1.756	1.750	1.382	1.724	1.572	1.256	1.165	1.495	1.227
0.5	2.316	2.251	1.782	1.764	2.135	2.003	2.208	2.062	2.206	2.192	2.139	1.792	2.148	1.970	1.610	1.501	1.910	1.585
0.6	2.698	2.619	2.110	2.091	2.504	2.350	2.651	2.506	2.659	2.646	2.609	2.136	2.562	2.358	1.952	1.830	2.290	1.943
0.8	3.324	3.239	2.677	2.652	3.108	2.933	3.465	3.369	3.414	3.447	3.350	2.812	3.316	3.105	2.639	2.443	2.997	2.531
1	3.833	3.731	3.140	3.126	3.596	3.420	4.221	4.105	4.171	4.208	4.003	3.482	3.997	3.795	3.265	3.027	3.709	3.127
2	5.366	5.312	4.711	4.693	5.217	4.991	7.474	7.009	7.330	7.221	7.219	6.497	6.916	6.675	6.028	5.681	6.587	5.929
4	7.286	7.268	6.889	6.874	7.278	7.110	11.817	11.758	11.755	11.922	11.625	10.973	11.390	10.908	10.357	9.915	10.955	10.166
6	8.722	8.852	8.771	8.784	8.957	8.688	15.325	15.663	15.256	15.479	15.573	14.153	15.202	14.969	13.911	13.534	14.734	13.917
8	10.097	10.278	10.538	10.533	10.472	10.409	19.552	19.038	17.918	17.849	18.507	17.675	19.080	18.199	17.604	17.035	18.349	17.224
10	11.505	11.780	12.331	12.312	12.052	11.898	22.724	22.398	20.147	20.463	21.374	20.624	22.048	22.068	20.890	20.428	22.101	21.049

附表 B.16 单能光子入射 CRAF 模型，单位光子注量时的器官吸收剂量（pGy cm^2）
——肾上腺、胆囊（壁）和心脏（含血）

能量/MeV	肾上腺						胆囊（壁）						心脏（含血）					
	AP	PA	LLAT	RLAT	ROT	ISO	AP	PA	LLAT	RLAT	ROT	ISO	AP	PA	LLAT	RLAT	ROT	ISO
0.01	0.000	0.000	0.000	0.000	0.000	0.000	0.000	0.000	0.000	0.000	0.000	0.000	0.000	0.000	0.000	0.000	0.000	0.000
0.015	0.000	0.002	0.000	0.000	0.001	0.000	0.001	0.000	0.000	0.000	0.000	0.000	0.003	0.000	0.000	0.000	0.000	0.000
0.02	0.001	0.038	0.000	0.000	0.010	0.006	0.029	0.000	0.000	0.018	0.009	0.005	0.042	0.002	0.005	0.002	0.010	0.007
0.03	0.016	0.198	0.016	0.008	0.070	0.053	0.178	0.019	0.010	0.130	0.080	0.057	0.206	0.044	0.065	0.040	0.084	0.064
0.04	0.053	0.300	0.047	0.028	0.131	0.102	0.255	0.067	0.040	0.217	0.136	0.111	0.309	0.105	0.126	0.088	0.152	0.122
0.05	0.100	0.344	0.078	0.049	0.170	0.130	0.318	0.124	0.061	0.264	0.183	0.139	0.349	0.158	0.162	0.121	0.192	0.162
0.06	0.123	0.384	0.098	0.064	0.201	0.159	0.345	0.159	0.082	0.283	0.209	0.166	0.372	0.189	0.188	0.142	0.225	0.187
0.08	0.165	0.458	0.136	0.098	0.255	0.200	0.391	0.224	0.114	0.348	0.273	0.200	0.439	0.244	0.233	0.187	0.278	0.238
0.1	0.208	0.537	0.171	0.125	0.314	0.253	0.478	0.275	0.156	0.442	0.324	0.261	0.513	0.312	0.287	0.236	0.334	0.280
0.15	0.337	0.817	0.269	0.206	0.472	0.392	0.707	0.433	0.259	0.624	0.493	0.383	0.729	0.477	0.436	0.370	0.490	0.416
0.2	0.464	1.082	0.376	0.290	0.672	0.557	0.934	0.575	0.358	0.870	0.675	0.539	0.984	0.647	0.617	0.527	0.683	0.585
0.3	0.768	1.636	0.610	0.494	1.038	0.806	1.418	0.915	0.610	1.373	1.037	0.820	1.480	1.043	1.000	0.868	1.066	0.933
0.4	1.117	2.144	0.854	0.692	1.420	1.180	1.918	1.297	0.940	1.822	1.400	1.142	1.912	1.383	1.398	1.227	1.436	1.245
0.5	1.437	2.570	1.096	0.932	1.734	1.573	2.270	1.636	1.192	2.284	1.848	1.519	2.389	1.766	1.781	1.598	1.826	1.603
0.6	1.732	3.078	1.335	1.153	2.128	1.963	2.719	2.022	1.508	2.770	2.173	1.754	2.812	2.158	2.155	1.980	2.200	1.935
0.8	2.360	3.903	1.881	1.547	2.796	2.623	3.488	2.634	2.186	3.576	2.856	2.122	3.637	2.916	2.895	2.651	2.954	2.534
1	2.812	4.525	2.306	2.061	3.565	3.002	4.392	3.130	2.680	4.262	3.408	2.659	4.389	3.601	3.568	3.334	3.642	3.145
2	5.709	7.618	4.602	4.160	6.461	5.798	7.387	6.292	5.636	7.314	6.205	5.985	7.407	6.419	6.482	6.206	6.505	6.061
4	10.062	12.488	8.772	8.449	10.675	9.654	11.405	10.057	9.384	11.711	10.270	10.067	11.919	10.607	11.011	10.663	10.939	10.501
6	14.953	15.643	11.683	11.784	14.495	13.259	14.906	13.823	12.813	15.679	13.826	13.969	15.836	13.982	14.880	14.385	14.717	14.530
8	18.166	18.756	15.291	14.073	17.979	17.758	20.059	17.030	16.114	19.781	17.560	16.507	19.499	16.783	18.535	17.955	18.261	17.325
10	21.334	23.349	17.381	17.754	21.858	19.919	22.012	19.517	19.691	23.258	21.664	20.825	23.331	21.031	22.488	21.664	22.052	22.237

附表 B.17 单能光子入射 CRAF 模型，单位光子注量时的器官吸收剂量（pGy cm^2）
——肾、胰腺和小肠（壁）

能量/MeV	肾						胰腺						小肠（壁）					
	AP	PA	LLAT	RLAT	ROT	ISO	AP	PA	LLAT	RLAT	ROT	ISO	AP	PA	LLAT	RLAT	ROT	ISO
0.01	0.000	0.000	0.000	0.000	0.000	0.000	0.000	0.000	0.000	0.000	0.000	0.000	0.000	0.000	0.000	0.000	0.000	0.000
0.015	0.000	0.001	0.000	0.000	0.000	0.000	0.000	0.000	0.000	0.000	0.000	0.000	0.020	0.000	0.001	0.001	0.005	0.003
0.02	0.001	0.033	0.001	0.001	0.010	0.005	0.006	0.000	0.003	0.000	0.003	0.001	0.099	0.003	0.017	0.013	0.034	0.020
0.03	0.033	0.196	0.024	0.017	0.084	0.059	0.098	0.036	0.065	0.022	0.053	0.038	0.267	0.043	0.095	0.069	0.122	0.089
0.04	0.086	0.300	0.063	0.047	0.152	0.112	0.202	0.105	0.132	0.067	0.125	0.091	0.337	0.100	0.151	0.116	0.181	0.134
0.05	0.124	0.346	0.093	0.071	0.195	0.144	0.256	0.164	0.177	0.101	0.182	0.128	0.368	0.145	0.178	0.142	0.217	0.163
0.06	0.163	0.379	0.117	0.093	0.226	0.174	0.302	0.207	0.210	0.121	0.214	0.148	0.392	0.186	0.199	0.161	0.243	0.188
0.08	0.213	0.458	0.151	0.125	0.285	0.206	0.358	0.283	0.265	0.166	0.272	0.200	0.449	0.237	0.243	0.204	0.296	0.234
0.1	0.260	0.535	0.187	0.159	0.342	0.263	0.417	0.349	0.310	0.210	0.338	0.247	0.511	0.309	0.295	0.246	0.353	0.271
0.15	0.405	0.776	0.287	0.240	0.513	0.391	0.607	0.523	0.479	0.322	0.494	0.382	0.742	0.457	0.451	0.388	0.523	0.402
0.2	0.556	1.040	0.396	0.332	0.697	0.534	0.818	0.712	0.670	0.448	0.677	0.523	0.987	0.637	0.626	0.543	0.716	0.539
0.3	0.888	1.541	0.621	0.538	1.093	0.853	1.228	1.116	1.078	0.739	1.049	0.779	1.493	1.002	0.997	0.888	1.113	0.873
0.4	1.245	2.040	0.867	0.752	1.482	1.183	1.658	1.500	1.480	1.060	1.402	1.031	1.981	1.379	1.378	1.251	1.505	1.201
0.5	1.612	2.522	1.133	0.981	1.890	1.503	2.060	1.842	1.886	1.398	1.835	1.323	2.456	1.770	1.770	1.632	1.878	1.533
0.6	1.948	2.965	1.392	1.212	2.259	1.845	2.486	2.287	2.286	1.640	2.156	1.653	2.847	2.138	2.149	1.987	2.258	1.842
0.8	2.563	3.797	1.883	1.667	2.945	2.406	3.128	3.043	3.006	2.293	2.874	2.226	3.668	2.826	2.856	2.606	2.948	2.461
1	3.205	4.546	2.376	2.123	3.645	2.975	3.829	3.692	3.678	2.867	3.470	2.799	4.380	3.518	3.545	3.280	3.639	3.070
2	5.915	7.575	4.868	4.358	6.489	5.775	6.546	6.723	6.785	5.595	6.303	5.695	7.376	6.346	6.510	6.116	6.514	5.640
4	10.393	12.473	8.893	8.349	11.030	9.886	11.076	10.632	11.361	9.852	10.491	10.119	11.697	10.410	10.790	10.412	10.975	9.716
6	14.154	16.570	12.170	11.694	15.071	13.465	14.857	15.182	15.045	13.993	14.168	13.007	15.852	14.215	14.559	14.033	14.442	12.922
8	17.754	20.974	15.331	14.914	18.518	17.500	18.157	18.308	18.905	17.036	17.262	17.207	19.518	17.858	18.290	17.509	17.742	16.500
10	21.092	25.388	18.862	18.429	22.054	20.842	21.919	22.312	22.390	20.180	21.225	20.425	22.312	21.289	21.612	20.828	21.536	19.568

附表 B.18 单能光子入射 CRAF 模型，单位光子注量时的器官吸收剂量（pGy cm^2）
——脾、胸腺和子宫

能量/MeV	脾						胸腺						子宫					
	AP	PA	LLAT	RLAT	ROT	ISO	AP	PA	LLAT	RLAT	ROT	ISO	AP	PA	LLAT	RLAT	ROT	ISO
0.01	0.000	0.000	0.000	0.000	0.000	0.000	0.000	0.000	0.000	0.000	0.000	0.000	0.000	0.000	0.000	0.000	0.000	0.000
0.015	0.001	0.000	0.008	0.000	0.002	0.001	0.005	0.000	0.000	0.000	0.001	0.002	0.000	0.002	0.000	0.000	0.000	0.000
0.02	0.015	0.018	0.062	0.000	0.023	0.015	0.089	0.000	0.001	0.001	0.021	0.014	0.011	0.027	0.000	0.000	0.008	0.006
0.03	0.109	0.142	0.181	0.001	0.122	0.087	0.303	0.025	0.037	0.025	0.102	0.082	0.105	0.141	0.006	0.013	0.067	0.049
0.04	0.185	0.235	0.248	0.009	0.183	0.145	0.362	0.067	0.082	0.065	0.165	0.130	0.174	0.222	0.027	0.045	0.125	0.096
0.05	0.228	0.287	0.277	0.022	0.210	0.171	0.376	0.108	0.110	0.086	0.191	0.168	0.219	0.273	0.050	0.072	0.162	0.122
0.06	0.247	0.324	0.303	0.032	0.248	0.192	0.406	0.135	0.141	0.111	0.215	0.175	0.253	0.301	0.064	0.098	0.195	0.152
0.08	0.303	0.381	0.346	0.052	0.293	0.231	0.485	0.200	0.171	0.154	0.267	0.230	0.310	0.370	0.098	0.140	0.249	0.197
0.1	0.370	0.455	0.413	0.071	0.354	0.286	0.560	0.243	0.219	0.194	0.321	0.277	0.385	0.458	0.133	0.181	0.309	0.249
0.15	0.539	0.663	0.608	0.115	0.523	0.412	0.824	0.387	0.352	0.316	0.481	0.442	0.569	0.667	0.219	0.289	0.465	0.376
0.2	0.751	0.887	0.820	0.177	0.704	0.579	1.101	0.539	0.484	0.440	0.683	0.582	0.796	0.906	0.324	0.408	0.640	0.514
0.3	1.174	1.376	1.242	0.322	1.109	0.881	1.624	0.872	0.805	0.766	1.101	0.920	1.216	1.397	0.554	0.683	1.006	0.794
0.4	1.603	1.851	1.652	0.495	1.487	1.206	2.205	1.227	1.114	1.082	1.501	1.294	1.635	1.849	0.812	0.986	1.380	1.107
0.5	1.977	2.323	2.039	0.689	1.871	1.534	2.696	1.524	1.479	1.412	1.897	1.668	2.052	2.349	1.071	1.273	1.756	1.411
0.6	2.404	2.747	2.462	0.865	2.279	1.878	3.159	1.890	1.806	1.715	2.311	2.008	2.486	2.746	1.338	1.571	2.099	1.730
0.8	3.118	3.571	3.215	1.281	2.977	2.559	3.976	2.533	2.453	2.358	2.984	2.777	3.242	3.608	1.868	2.159	2.763	2.366
1	3.940	4.357	3.887	1.673	3.662	3.111	4.710	3.171	3.054	2.858	3.741	3.463	3.941	4.328	2.444	2.713	3.408	2.936
2	6.867	7.406	6.925	3.616	6.691	5.745	7.728	5.779	5.730	5.569	6.491	6.077	6.994	7.169	4.998	5.318	6.069	5.628
4	11.767	12.222	11.559	7.470	11.136	9.661	12.500	9.924	9.644	9.780	10.962	10.593	11.300	11.711	9.008	9.374	10.453	9.684
6	15.880	16.096	15.093	10.345	14.914	13.547	16.501	14.901	13.160	13.161	14.692	15.054	14.597	15.645	12.752	13.139	14.259	13.221
8	19.929	19.795	18.302	13.996	18.682	16.819	19.430	17.507	17.389	17.163	19.710	18.814	18.664	18.870	15.899	16.433	17.731	16.113
10	23.398	23.813	21.483	17.026	21.744	21.331	23.356	21.003	20.469	20.567	23.144	23.531	21.182	22.978	19.643	19.729	21.484	19.040

附表 B. 19 单能光子入射 CRAF 模型，单位光子注量时的器官吸收剂量（pGy cm²）
——ET、肌肉和口腔黏膜

能量/MeV	ET						肌肉						口腔黏膜					
	AP	PA	LLAT	RLAT	ROT	ISO	AP	PA	LLAT	RLAT	ROT	ISO	AP	PA	LLAT	RLAT	ROT	ISO
0.01	0.007	0.000	0.001	0.001	0.002	0.001	0.010	0.008	0.004	0.005	0.005	0.002	0.000	0.000	0.000	0.000	0.000	0.000
0.015	0.077	0.000	0.011	0.008	0.027	0.017	0.093	0.093	0.044	0.045	0.067	0.043	0.000	0.000	0.000	0.000	0.000	0.002
0.02	0.156	0.001	0.044	0.037	0.067	0.046	0.186	0.198	0.093	0.095	0.154	0.114	0.004	0.000	0.004	0.002	0.002	0.004
0.03	0.226	0.033	0.154	0.149	0.141	0.111	0.264	0.288	0.142	0.145	0.235	0.192	0.045	0.015	0.038	0.050	0.039	0.043
0.04	0.260	0.089	0.216	0.216	0.198	0.147	0.277	0.299	0.155	0.158	0.249	0.209	0.141	0.053	0.118	0.119	0.113	0.093
0.05	0.290	0.128	0.237	0.244	0.227	0.180	0.284	0.303	0.162	0.165	0.255	0.216	0.220	0.075	0.169	0.170	0.161	0.138
0.06	0.331	0.158	0.265	0.268	0.271	0.193	0.296	0.314	0.171	0.174	0.265	0.227	0.265	0.097	0.215	0.215	0.217	0.177
0.08	0.384	0.210	0.325	0.318	0.315	0.257	0.341	0.361	0.202	0.205	0.306	0.262	0.372	0.151	0.280	0.276	0.266	0.232
0.1	0.440	0.255	0.391	0.387	0.384	0.303	0.406	0.428	0.244	0.248	0.366	0.312	0.443	0.189	0.345	0.336	0.358	0.296
0.15	0.656	0.416	0.600	0.591	0.596	0.470	0.610	0.641	0.378	0.383	0.551	0.472	0.677	0.286	0.531	0.507	0.522	0.472
0.2	0.878	0.580	0.834	0.830	0.801	0.654	0.838	0.877	0.532	0.538	0.759	0.651	0.900	0.481	0.750	0.734	0.739	0.653
0.3	1.317	0.939	1.299	1.283	1.237	1.012	1.304	1.358	0.859	0.869	1.191	1.026	1.344	0.745	1.218	1.194	1.222	1.057
0.4	1.784	1.297	1.765	1.775	1.725	1.351	1.761	1.826	1.194	1.209	1.618	1.409	1.876	1.065	1.614	1.629	1.588	1.372
0.5	2.226	1.673	2.239	2.184	2.170	1.719	2.202	2.278	1.530	1.544	2.033	1.780	2.400	1.389	2.104	2.091	2.185	1.860
0.6	2.669	2.044	2.665	2.651	2.580	2.142	2.626	2.711	1.861	1.876	2.436	2.144	2.856	1.512	2.472	2.540	2.596	2.423
0.8	3.409	2.737	3.539	3.503	3.347	2.786	3.431	3.518	2.500	2.525	3.197	2.845	3.771	2.180	3.390	3.148	3.326	2.667
1	3.983	3.415	4.291	4.199	4.123	3.514	4.164	4.264	3.112	3.145	3.906	3.503	4.217	2.996	4.242	3.812	4.301	3.345
2	6.896	6.120	7.381	7.292	7.333	6.348	7.217	7.326	5.791	5.833	6.853	6.328	6.948	5.331	6.633	6.799	7.130	6.070
4	11.202	10.506	12.171	11.732	11.572	10.870	11.678	11.842	10.007	10.047	11.271	10.630	11.686	8.024	11.679	11.143	11.689	10.610
6	14.449	14.270	16.318	15.357	15.498	15.253	15.091	15.323	13.419	13.445	14.740	14.104	15.352	13.979	15.041	15.393	15.985	14.668
8	17.599	17.750	20.061	19.170	18.855	17.146	18.049	18.323	16.452	16.494	17.802	17.160	22.136	16.428	20.686	19.890	20.085	17.832
10	20.644	21.390	23.829	22.892	22.151	21.469	20.930	21.136	19.436	19.468	20.671	20.152	23.071	21.611	23.399	23.343	25.623	23.250

附表 B.20 单能光子入射 CRAF 模型，单位光子注量时的器官吸收剂量（pGy cm^2）
——眼晶体、ET1、ET2 和淋巴结

能量/MeV	眼晶体						ET1						ET2						淋巴结					
	AP	PA	LLAT	RLAT	ROT	ISO	AP	PA	LLAT	RLAT	ROT	ISO	AP	PA	LLAT	RLAT	ROT	ISO	AP	PA	LLAT	RLAT	ROT	ISO
0.01	0.078	0.000	0.005	0.003	0.006	0.000	0.078	0.000	0.012	0.009	0.021	0.009	0.001	0.000	0.000	0.000	0.000	0.000	0.034	0.007	0.010	0.007	0.015	0.010
0.015	0.673	0.000	0.087	0.082	0.175	0.153	0.650	0.001	0.129	0.086	0.238	0.153	0.027	0.000	0.001	0.001	0.008	0.006	0.189	0.051	0.061	0.042	0.090	0.064
0.02	0.772	0.000	0.223	0.205	0.290	0.298	0.864	0.004	0.264	0.210	0.408	0.311	0.093	0.001	0.024	0.022	0.037	0.022	0.323	0.105	0.120	0.089	0.167	0.122
0.03	0.526	0.006	0.265	0.222	0.257	0.214	0.701	0.004	0.279	0.257	0.353	0.346	0.185	0.035	0.143	0.139	0.122	0.091	0.408	0.167	0.179	0.146	0.237	0.180
0.04	0.376	0.005	0.203	0.200	0.198	0.199	0.548	0.011	0.255	0.237	0.286	0.248	0.235	0.095	0.212	0.214	0.190	0.138	0.404	0.198	0.191	0.169	0.255	0.195
0.05	0.359	0.019	0.177	0.178	0.202	0.174	0.454	0.021	0.244	0.228	0.260	0.229	0.276	0.138	0.237	0.246	0.224	0.176	0.390	0.220	0.199	0.178	0.261	0.204
0.06	0.352	0.042	0.231	0.191	0.194	0.197	0.435	0.040	0.253	0.234	0.257	0.254	0.322	0.169	0.266	0.271	0.272	0.187	0.400	0.241	0.210	0.190	0.270	0.220
0.08	0.370	0.042	0.235	0.212	0.226	0.223	0.473	0.063	0.299	0.283	0.279	0.280	0.376	0.223	0.327	0.321	0.318	0.255	0.439	0.289	0.242	0.221	0.312	0.247
0.1	0.468	0.067	0.289	0.298	0.275	0.270	0.512	0.081	0.365	0.325	0.347	0.327	0.433	0.271	0.394	0.393	0.387	0.301	0.509	0.353	0.292	0.268	0.372	0.296
0.15	0.721	0.140	0.480	0.480	0.430	0.478	0.797	0.163	0.555	0.539	0.534	0.472	0.643	0.438	0.604	0.596	0.602	0.470	0.746	0.530	0.438	0.415	0.557	0.450
0.2	0.879	0.185	0.674	0.657	0.609	0.637	1.047	0.268	0.790	0.729	0.739	0.713	0.863	0.608	0.838	0.839	0.806	0.649	0.991	0.729	0.610	0.569	0.762	0.613
0.3	1.278	0.432	1.041	1.011	0.985	0.892	1.576	0.476	1.286	1.191	1.167	1.117	1.294	0.980	1.300	1.291	1.243	1.003	1.516	1.146	0.982	0.918	1.193	0.980
0.4	1.626	0.579	1.350	1.328	1.699	1.340	2.130	0.710	1.757	1.704	1.677	1.574	1.754	1.349	1.765	1.781	1.729	1.331	2.020	1.572	1.352	1.279	1.628	1.338
0.5	2.220	0.806	1.920	1.864	1.872	1.601	2.610	0.931	2.276	2.111	2.111	1.757	2.192	1.738	2.236	2.190	2.176	1.716	2.507	2.005	1.716	1.641	2.030	1.690
0.6	2.850	0.880	2.080	2.299	2.680	1.893	3.131	1.236	2.589	2.586	2.556	2.094	2.628	2.115	2.672	2.657	2.582	2.146	2.954	2.424	2.066	1.957	2.449	2.084
0.8	4.394	1.485	2.958	2.714	3.776	2.553	4.051	1.841	3.334	3.532	3.132	2.646	3.352	2.816	3.557	3.500	3.366	2.798	3.813	3.133	2.785	2.650	3.220	2.734
1	5.239	1.976	3.459	4.168	3.368	4.071	4.582	2.424	4.160	4.004	3.886	3.554	3.930	3.502	4.302	4.216	4.144	3.510	4.593	3.892	3.463	3.287	3.901	3.391
2	8.097	3.671	4.756	6.369	5.535	7.800	7.206	4.658	7.109	6.776	6.500	7.232	6.869	6.249	7.405	7.338	7.406	6.270	7.723	6.878	6.281	6.026	6.849	6.168
4	15.241	5.735	7.429	12.249	11.180	8.595	11.406	7.896	12.284	10.348	10.146	9.321	11.184	10.736	12.161	11.854	11.698	11.007	11.930	11.134	10.494	10.283	11.030	10.329
6	6.941	11.203	10.387	12.528	10.793	9.882	9.819	12.433	16.618	14.032	12.197	14.028	14.852	14.433	16.291	15.474	15.790	15.361	15.042	14.605	13.938	13.739	14.542	13.715
8	7.749	11.244	14.298	15.590	13.091	17.830	10.209	15.181	18.392	17.264	14.389	13.815	18.298	17.977	20.209	19.339	19.250	17.441	17.607	17.913	17.191	17.011	17.679	16.855
10	5.791	15.220	19.071	19.947	13.870	15.501	10.648	18.071	20.374	19.528	16.397	18.412	21.529	21.683	24.135	23.189	22.660	21.739	20.162	21.168	19.650	20.054	20.511	19.807

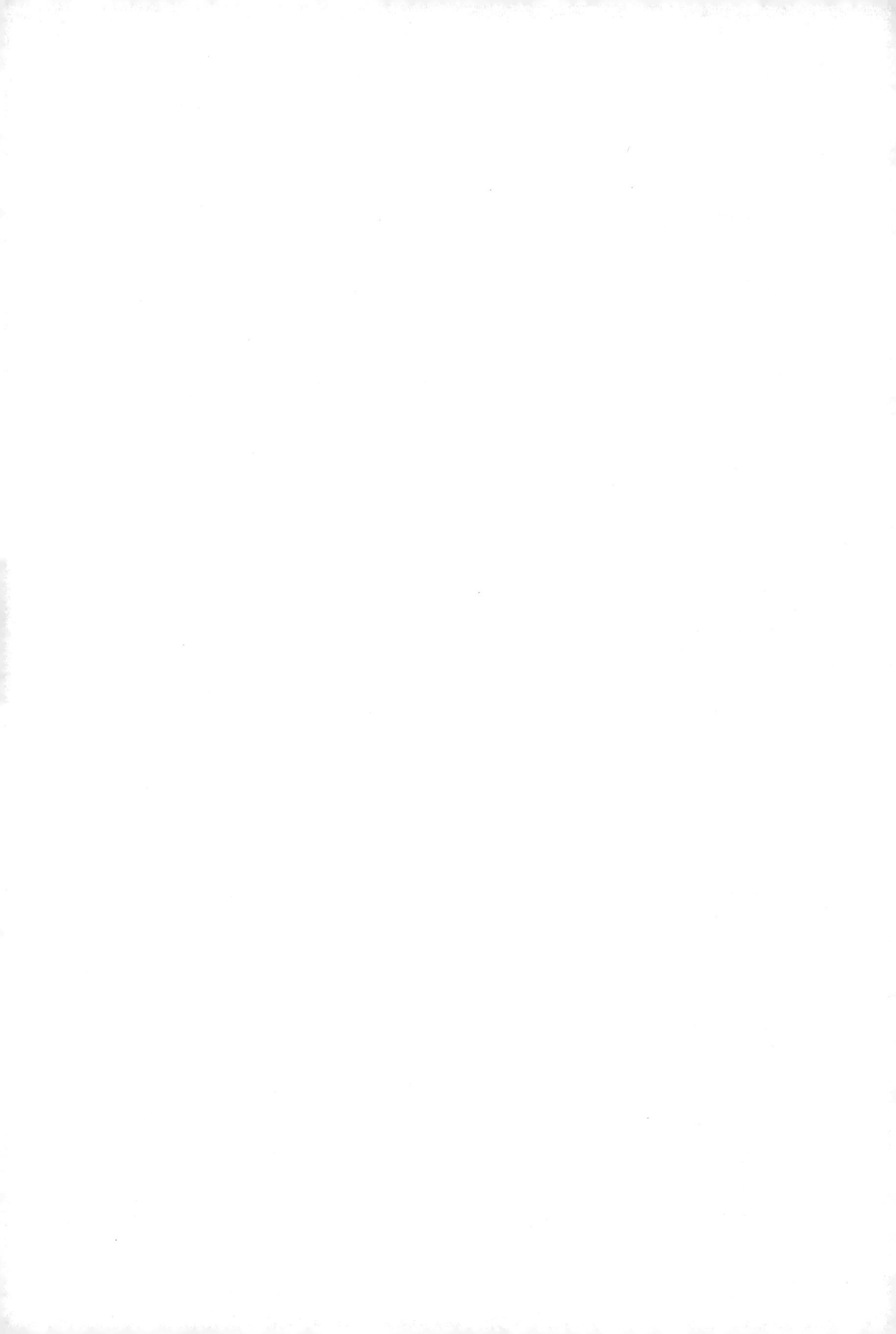

附录C 中子外照射器官吸收剂量转换系数

附表 C.1 单能中子入射 CRAM 模型,单位中子注量时的器官吸收剂量(pGy cm^2)
——红骨髓、结肠(壁)和肺

能量/MeV	红骨髓						结肠(壁)						肺					
	AP	PA	LLAT	RLAT	ROT	ISO	AP	PA	LLAT	RLAT	ROT	ISO	AP	PA	LLAT	RLAT	ROT	ISO
1.0E-08	1.00	0.90	0.54	0.53	0.77	0.65	1.34	0.61	0.52	0.61	0.79	0.61	1.12	0.81	0.52	0.52	0.75	0.65
1.0E-07	1.50	1.41	0.81	0.80	1.19	0.97	2.06	0.91	0.80	0.94	1.21	0.90	1.69	1.28	0.80	0.78	1.17	0.99
1.0E-06	2.10	2.11	1.16	1.14	1.70	1.39	2.96	1.32	1.19	1.40	1.74	1.31	2.41	1.90	1.12	1.12	1.65	1.42
1.0E-05	2.37	2.46	1.31	1.28	1.92	1.57	3.35	1.55	1.37	1.59	2.00	1.48	2.73	2.23	1.27	1.26	1.90	1.62
1.0E-04	2.39	2.56	1.32	1.30	1.95	1.61	3.41	1.60	1.42	1.59	2.02	1.51	2.76	2.30	1.28	1.27	1.95	1.65
1.0E-03	2.35	2.56	1.29	1.28	1.96	1.58	3.35	1.65	1.38	1.56	2.01	1.50	2.71	2.29	1.24	1.25	1.91	1.62
5.0E-03	2.33	2.56	1.28	1.27	1.95	1.58	3.28	1.63	1.37	1.52	2.02	1.50	2.68	2.30	1.23	1.23	1.91	1.60
0.01	2.35	2.58	1.29	1.28	1.95	1.58	3.30	1.66	1.40	1.54	1.98	1.51	2.67	2.32	1.22	1.23	1.89	1.61
0.05	2.62	2.73	1.44	1.43	2.14	1.75	3.50	1.76	1.47	1.63	2.11	1.59	2.82	2.43	1.33	1.32	2.01	1.71
0.1	3.01	2.95	1.68	1.65	2.41	1.97	3.88	1.86	1.60	1.84	2.36	1.72	3.09	2.58	1.50	1.47	2.21	1.86
0.2	3.86	3.46	2.17	2.13	2.97	2.47	4.77	2.06	1.94	2.33	2.79	2.04	3.84	2.95	1.90	1.84	2.65	2.22
0.5	6.51	5.33	3.75	3.63	4.90	4.09	7.94	2.76	3.19	4.16	4.44	3.21	6.66	4.49	3.24	3.15	4.40	3.65
1	9.48	7.55	5.55	5.34	7.10	6.01	11.45	3.40	4.64	6.22	6.22	4.55	9.92	6.37	4.77	4.66	6.41	5.36
2	19.12	17.72	12.04	11.63	15.71	13.43	22.47	8.99	10.90	13.45	13.59	10.23	20.58	15.99	10.60	10.46	14.43	12.59
4	32.40	31.29	21.55	20.93	27.79	24.03	36.27	17.66	19.68	23.15	23.96	18.40	33.63	28.35	19.02	18.81	25.13	22.41
6	41.23	40.58	29.20	28.51	36.64	32.36	45.18	26.07	27.37	30.92	32.03	25.36	42.29	37.38	26.46	26.19	33.29	30.51
8	47.69	47.26	35.14	34.42	43.16	38.73	50.17	32.16	32.88	36.34	37.53	30.51	47.34	43.22	31.87	31.52	38.79	36.20
10	52.87	52.69	39.81	39.00	48.25	43.65	56.43	37.45	37.97	41.59	42.78	35.38	53.31	49.10	36.73	36.42	44.20	41.55
12	58.49	58.41	44.19	43.30	53.43	48.36	62.15	42.18	42.30	46.33	47.75	39.42	58.75	54.46	40.80	40.43	48.97	46.11
14	62.66	62.65	48.48	47.57	57.85	52.93	65.38	46.67	46.44	50.13	51.47	43.12	61.93	58.31	44.63	44.30	52.63	50.01
16	66.78	66.94	52.24	51.32	61.99	56.92	68.91	50.62	50.05	53.75	54.87	46.71	65.36	62.22	48.04	47.67	56.26	53.58
18	70.24	70.46	55.89	54.98	65.67	60.83	69.87	53.57	52.55	55.86	57.05	49.03	66.43	64.10	50.24	49.88	58.13	55.76
20	72.59	72.82	58.42	57.45	68.17	63.37	72.06	56.07	54.95	58.40	59.72	51.28	68.83	66.56	52.80	52.40	60.53	58.37

附表 C.2　单能中子入射 CRAM 模型，单位中子注量时的器官吸收剂量(pGy cm^2)
——胃(壁)、乳腺和睾丸

能量/MeV	胃(壁)						乳腺						睾丸					
	AP	PA	LLAT	RLAT	ROT	ISO	AP	PA	LLAT	RLAT	ROT	ISO	AP	PA	LLAT	RLAT	ROT	ISO
1.0E-08	1.45	0.49	0.82	0.28	0.74	0.63	1.86	0.32	0.75	0.78	0.88	0.77	1.85	0.71	0.38	0.42	0.96	0.81
1.0E-07	2.26	0.76	1.28	0.42	1.23	0.91	2.69	0.50	1.04	1.10	1.37	1.09	2.50	1.01	0.50	0.58	1.27	1.12
1.0E-06	3.22	1.11	1.94	0.63	1.74	1.32	3.29	0.71	1.32	1.38	1.66	1.35	3.16	1.45	0.66	0.77	1.63	1.39
1.0E-05	3.58	1.27	2.22	0.73	1.96	1.48	3.29	0.82	1.39	1.39	1.65	1.43	3.30	1.61	0.73	0.76	1.82	1.49
1.0E-04	3.58	1.35	2.30	0.76	1.97	1.51	3.01	0.85	1.26	1.31	1.59	1.33	3.14	1.62	0.73	0.77	1.75	1.42
1.0E-03	3.53	1.34	2.25	0.75	2.00	1.50	2.78	0.85	1.15	1.18	1.38	1.24	2.98	1.55	0.72	0.77	1.71	1.39
5.0E-03	3.49	1.36	2.24	0.78	1.97	1.51	2.67	0.83	1.14	1.15	1.45	1.29	2.89	1.53	0.68	0.74	1.63	1.33
0.01	3.49	1.38	2.22	0.78	2.03	1.50	2.82	0.88	1.16	1.15	1.49	1.26	2.95	1.56	0.67	0.72	1.52	1.30
0.05	3.84	1.48	2.40	0.83	2.13	1.64	4.17	0.89	1.69	1.65	2.07	1.74	3.45	1.78	0.71	0.78	1.95	1.68
0.1	4.36	1.55	2.65	0.89	2.38	1.80	6.03	0.94	2.47	2.47	2.78	2.32	4.35	2.16	0.77	0.85	2.49	2.19
0.2	5.43	1.74	3.27	1.06	2.83	2.19	9.32	1.01	4.00	3.97	4.32	3.78	6.18	2.99	0.93	1.00	3.31	2.92
0.5	8.91	2.19	5.69	1.51	4.50	3.33	17.69	1.28	8.01	7.87	8.06	7.38	11.46	5.47	1.35	1.58	6.11	5.40
1	12.70	2.54	8.51	1.98	6.31	4.69	26.67	1.64	12.37	12.20	12.34	11.46	17.81	8.38	1.89	2.35	9.41	8.34
2	23.16	6.88	19.44	6.43	13.33	10.44	37.55	6.97	19.75	19.61	19.86	18.77	29.28	18.48	5.90	6.92	16.54	14.28
4	36.71	14.46	32.91	13.73	23.10	18.80	53.43	15.93	31.16	30.85	30.78	30.61	43.70	32.06	12.72	14.60	27.58	22.95
6	45.45	22.50	42.31	21.48	30.95	26.03	59.57	24.79	38.22	37.74	37.32	37.24	52.09	41.76	20.55	22.56	36.27	29.83
8	50.29	28.51	47.85	28.02	36.42	31.64	64.25	32.79	43.78	43.70	42.91	43.33	56.18	48.11	26.49	28.56	41.15	34.58
10	56.34	33.51	54.12	32.48	42.11	36.58	69.18	37.21	48.36	48.22	47.16	48.15	62.99	54.32	31.49	33.72	46.60	39.55
12	61.96	37.91	59.83	36.70	46.87	40.68	75.72	42.13	53.33	53.30	52.46	53.46	68.87	60.62	35.15	37.45	52.05	44.06
14	65.01	42.53	63.39	41.40	50.77	44.44	77.84	47.79	56.94	57.26	55.94	57.51	71.01	64.95	39.48	41.78	55.45	47.12
16	68.42	46.62	67.13	45.16	54.39	48.18	81.16	52.58	60.88	60.98	59.44	61.57	73.90	69.36	42.72	45.28	59.41	50.60
18	69.26	49.88	68.74	48.65	56.38	50.76	83.30	57.42	64.28	64.26	63.14	65.15	73.76	71.31	45.43	47.69	60.74	51.98
20	71.51	52.65	71.13	51.45	58.84	53.17	84.77	60.92	66.85	67.05	65.14	68.04	75.86	74.31	48.04	50.54	62.82	54.17

附表 C.3 单能中子入射 CRAM 模型，单位中子注量时的器官吸收剂量（pGy cm²）
——膀胱（壁）、食道和肝

能量/MeV	膀胱（壁）						食道						肝					
	AP	PA	LLAT	RLAT	ROT	ISO	AP	PA	LLAT	RLAT	ROT	ISO	AP	PA	LLAT	RLAT	ROT	ISO
1.0E-08	1.34	0.61	0.38	0.37	0.66	0.52	0.89	0.85	0.40	0.40	0.63	0.56	1.28	0.60	0.34	0.84	0.77	0.63
1.0E-07	2.02	0.90	0.55	0.55	1.05	0.81	1.35	1.33	0.65	0.66	1.11	0.87	1.98	0.92	0.51	1.33	1.21	0.94
1.0E-06	3.06	1.31	0.79	0.81	1.64	1.16	1.98	2.04	0.90	1.00	1.52	1.24	2.85	1.36	0.77	1.99	1.76	1.37
1.0E-05	3.55	1.56	0.94	0.93	1.75	1.37	2.41	2.41	1.07	1.15	1.94	1.48	3.26	1.60	0.89	2.28	1.99	1.57
1.0E-04	3.70	1.62	0.98	0.98	1.93	1.44	2.49	2.55	1.15	1.21	1.87	1.54	3.32	1.65	0.92	2.30	2.05	1.60
1.0E-03	3.71	1.66	0.97	1.01	1.96	1.48	2.55	2.55	1.17	1.27	1.91	1.57	3.28	1.66	0.92	2.27	2.05	1.60
5.0E-03	3.70	1.67	0.98	1.01	2.01	1.45	2.60	2.59	1.18	1.26	2.01	1.63	3.28	1.67	0.91	2.24	2.05	1.59
0.01	3.69	1.68	0.99	1.03	1.98	1.49	2.63	2.67	1.18	1.24	1.99	1.62	3.28	1.70	0.92	2.25	2.03	1.62
0.05	3.88	1.83	1.04	1.07	2.00	1.52	2.75	2.85	1.28	1.36	2.13	1.78	3.45	1.81	0.99	2.38	2.13	1.72
0.1	4.19	1.95	1.13	1.15	2.11	1.63	2.92	3.02	1.36	1.42	2.30	1.82	3.73	1.92	1.08	2.61	2.37	1.84
0.2	4.72	2.13	1.27	1.30	2.46	1.87	3.21	3.34	1.55	1.62	2.53	2.06	4.37	2.14	1.25	3.23	2.73	2.12
0.5	7.15	2.76	1.71	1.77	3.40	2.56	4.12	4.41	2.19	2.30	3.44	2.74	6.74	2.82	1.87	5.46	4.22	3.17
1	9.94	3.20	2.19	2.28	4.63	3.35	5.13	5.46	2.83	3.07	4.11	3.49	9.41	3.43	2.51	8.02	5.70	4.30
2	20.97	8.60	6.69	7.01	10.91	8.45	11.62	13.71	8.60	8.69	11.22	9.18	19.20	8.87	6.86	17.58	12.52	10.00
4	34.94	17.25	14.13	14.65	20.85	16.21	21.67	25.46	17.74	17.65	21.53	18.17	31.79	17.46	13.79	29.85	22.23	18.26
6	44.09	26.03	22.14	23.10	29.30	23.56	29.73	34.57	25.99	25.85	30.50	26.38	40.50	25.52	20.74	38.50	30.02	25.47
8	49.47	32.53	27.88	28.75	34.86	28.74	35.58	40.21	32.74	32.25	36.11	32.51	45.64	31.52	26.41	44.04	35.55	30.79
10	55.64	37.52	33.33	34.01	40.68	33.50	40.34	46.07	37.69	37.05	41.21	36.78	51.51	36.45	30.80	49.83	40.65	35.58
12	61.30	42.38	37.36	38.06	45.58	37.66	44.89	51.02	41.95	41.13	46.27	41.70	56.90	41.10	34.67	55.16	45.33	39.70
14	64.74	47.07	41.91	42.72	49.78	42.01	48.92	55.03	46.53	45.85	50.42	45.83	60.22	45.51	38.98	58.88	49.18	43.55
16	68.41	51.38	45.66	46.39	53.41	45.20	52.63	59.20	50.61	49.35	54.73	49.86	63.73	49.52	42.58	62.57	52.68	47.02
18	69.47	54.25	48.22	48.93	55.73	47.57	55.69	61.86	53.81	53.05	57.57	52.94	65.19	52.70	45.75	64.43	55.16	49.77
20	71.46	56.85	51.00	51.47	58.22	50.22	57.73	64.27	56.32	55.56	60.25	55.19	67.51	55.16	48.38	66.92	57.54	52.00

附表 C.4　单能中子入射 CRAM 模型，单位中子注量时的器官吸收剂量（pGy cm^2）
——甲状腺、骨表面和脑

能量/MeV	甲状腺						骨表面						脑					
	AP	PA	LLAT	RLAT	ROT	ISO	AP	PA	LLAT	RLAT	ROT	ISO	AP	PA	LLAT	RLAT	ROT	ISO
1.0E-08	2.11	0.38	0.84	0.85	0.98	0.93	1.02	0.84	0.55	0.55	0.81	0.71	0.56	0.78	0.78	0.78	0.74	0.84
1.0E-07	2.93	0.59	1.25	1.27	1.53	1.30	1.52	1.29	0.82	0.83	1.22	1.05	0.85	1.22	1.24	1.23	1.17	1.30
1.0E-06	3.36	0.85	1.60	1.67	1.88	1.63	2.06	1.87	1.14	1.15	1.70	1.43	1.23	1.76	1.79	1.80	1.66	1.87
1.0E-05	3.36	0.97	1.70	1.68	1.90	1.72	2.25	2.13	1.24	1.26	1.85	1.57	1.38	1.98	2.01	2.00	1.89	2.11
1.0E-04	2.96	1.01	1.54	1.51	1.77	1.60	2.20	2.15	1.21	1.22	1.83	1.54	1.37	1.96	1.99	1.97	1.81	2.06
1.0E-03	2.70	1.00	1.40	1.43	1.66	1.46	2.10	2.10	1.15	1.16	1.77	1.47	1.33	1.87	1.91	1.90	1.79	1.98
5.0E-03	2.66	0.96	1.41	1.39	1.73	1.48	2.05	2.07	1.12	1.13	1.73	1.43	1.33	1.83	1.86	1.85	1.76	1.93
0.01	2.76	1.04	1.47	1.42	1.51	1.51	2.06	2.07	1.12	1.13	1.73	1.43	1.31	1.81	1.87	1.86	1.76	1.95
0.05	4.21	1.01	2.15	2.11	2.28	2.04	2.34	2.23	1.29	1.30	1.94	1.62	1.44	1.98	2.04	2.05	1.92	2.12
0.1	6.06	1.10	2.99	3.02	3.25	2.76	2.79	2.49	1.57	1.57	2.27	1.92	1.67	2.27	2.39	2.38	2.18	2.49
0.2	9.32	1.20	4.92	4.97	4.86	4.22	3.76	3.08	2.15	2.15	2.99	2.59	2.20	3.03	3.19	3.17	2.91	3.33
0.5	16.91	1.54	10.27	10.12	9.58	7.95	6.72	5.16	3.95	3.96	5.32	4.74	4.06	5.67	5.93	5.90	5.43	6.31
1	26.30	1.94	16.34	16.22	14.46	12.44	9.98	7.53	5.97	5.98	7.97	7.22	6.22	8.67	9.04	8.96	8.31	9.75
2	34.69	6.16	27.54	27.44	22.26	20.65	18.43	16.11	11.62	11.68	15.64	14.47	14.56	18.37	18.93	18.82	17.82	21.16
4	48.50	13.51	41.97	41.53	33.71	31.31	29.82	27.31	19.62	19.71	26.09	24.41	25.16	30.24	31.10	31.05	29.69	35.54
6	55.74	21.06	50.10	49.23	41.63	39.92	36.69	34.56	25.52	25.63	32.91	31.33	33.33	38.31	39.19	39.10	37.80	45.64
8	58.69	27.27	55.00	54.14	46.55	44.29	41.91	40.10	30.27	30.40	38.20	36.78	38.76	43.56	44.45	44.41	43.24	52.57
10	65.34	32.23	61.26	60.71	52.06	50.67	46.56	44.82	34.28	34.41	42.72	41.32	43.95	48.95	49.88	49.86	48.82	59.28
12	71.47	36.12	67.74	66.73	58.14	55.38	51.65	49.83	38.12	38.25	47.40	45.88	48.47	53.85	54.91	54.86	53.58	65.27
14	72.86	41.11	70.59	69.73	61.06	58.79	54.97	53.34	41.48	41.60	50.93	49.64	52.15	57.13	58.24	58.14	57.15	69.67
16	75.53	45.30	74.12	72.98	64.38	62.49	58.52	57.01	44.63	44.75	54.49	53.23	55.57	60.56	61.71	61.67	60.81	74.09
18	74.59	48.13	74.77	73.99	65.43	63.78	60.96	59.66	47.27	47.38	57.13	56.11	57.50	62.01	63.18	63.14	62.30	76.33
20	77.01	50.97	77.44	76.93	66.91	66.22	63.18	61.90	49.49	49.58	59.45	58.60	60.07	64.50	65.68	65.70	64.86	79.67

附表 C.5 单能中子入射 CRAM 模型，单位中子注量时的器官吸收剂量（pGy cm^2）
——皮肤、唾液腺和其余组织

能量/MeV	皮肤						唾液腺						其余组织					
	AP	PA	LLAT	RLAT	ROT	ISO	AP	PA	LLAT	RLAT	ROT	ISO	AP	PA	LLAT	RLAT	ROT	ISO
1.0E-08	1.42	1.39	0.80	0.81	1.21	1.08	1.24	0.36	1.12	1.09	0.93	0.90	1.30	0.64	0.58	0.50	0.77	0.66
1.0E-07	1.41	1.41	0.79	0.79	1.20	1.05	1.78	0.53	1.59	1.59	1.44	1.31	1.94	0.97	0.89	0.76	1.19	0.97
1.0E-06	1.53	1.57	0.85	0.85	1.30	1.11	2.33	0.75	2.00	2.02	1.77	1.70	2.71	1.41	1.29	1.11	1.69	1.36
1.0E-05	1.51	1.57	0.83	0.84	1.29	1.08	2.41	0.88	2.09	2.11	1.81	1.79	3.01	1.64	1.46	1.27	1.87	1.52
1.0E-04	1.40	1.46	0.76	0.77	1.19	0.99	2.33	0.89	1.97	1.95	1.79	1.71	3.03	1.70	1.49	1.28	1.90	1.55
1.0E-03	1.32	1.38	0.72	0.73	1.13	0.95	2.20	0.87	1.83	1.85	1.71	1.61	2.96	1.71	1.45	1.28	1.90	1.53
5.0E-03	1.45	1.49	0.81	0.81	1.24	1.07	2.05	0.87	1.79	1.79	1.69	1.54	2.93	1.71	1.45	1.27	1.91	1.52
0.01	1.67	1.69	0.95	0.96	1.42	1.27	2.07	0.88	1.84	1.82	1.73	1.59	2.97	1.73	1.45	1.29	1.93	1.53
0.05	3.29	3.17	2.01	2.00	2.82	2.71	2.66	0.93	2.54	2.49	2.19	2.08	3.31	1.88	1.64	1.41	2.09	1.72
0.1	4.86	4.60	3.05	3.03	4.16	4.12	3.56	1.01	3.39	3.33	2.89	2.72	3.81	2.04	1.88	1.62	2.40	1.96
0.2	7.21	6.75	4.64	4.61	6.18	6.22	5.47	1.18	4.93	4.89	4.19	4.07	4.82	2.36	2.42	2.04	2.96	2.44
0.5	11.91	11.09	7.92	7.84	10.28	10.48	10.97	1.93	9.02	8.97	7.77	7.75	7.90	3.32	4.14	3.50	4.69	4.01
1	18.93	17.55	12.79	12.68	16.45	16.85	17.32	2.94	13.97	13.93	12.08	12.27	11.45	4.34	6.17	5.16	6.77	5.83
2	24.82	23.40	17.95	17.83	22.05	22.59	28.54	9.47	22.43	22.34	21.02	21.20	21.00	10.50	13.54	12.05	14.08	12.14
4	36.38	34.55	27.05	26.95	32.70	33.52	42.84	18.78	34.93	34.61	32.84	33.76	33.84	19.93	23.69	21.57	24.57	21.38
6	42.79	41.03	32.96	32.85	39.03	40.02	50.14	27.09	42.33	42.06	40.67	42.21	42.37	28.19	31.76	29.37	32.66	28.95
8	47.13	45.41	37.32	37.22	43.43	44.68	54.52	33.51	47.19	47.08	45.44	48.21	47.36	34.15	37.43	35.17	38.18	34.51
10	52.83	51.03	42.20	42.11	48.84	50.25	60.36	38.48	52.73	52.51	50.89	54.42	53.30	39.40	42.69	40.13	43.42	39.51
12	58.22	56.23	46.53	46.43	53.85	55.37	66.01	43.02	57.83	57.72	56.42	59.64	58.72	44.10	47.46	44.70	48.38	43.90
14	60.71	58.79	49.22	49.14	56.47	58.22	68.38	47.25	60.81	60.95	59.97	63.54	62.12	48.45	51.33	48.68	52.24	47.94
16	63.99	62.02	52.27	52.17	59.72	61.64	71.54	51.20	64.32	64.42	63.56	67.35	65.52	52.38	55.02	52.42	55.87	51.56
18	64.85	62.97	53.56	53.44	60.80	62.91	72.13	54.15	65.96	65.94	65.01	69.69	66.96	55.31	57.32	54.84	58.26	54.07
20	67.51	65.61	56.17	56.05	63.45	65.77	74.54	56.88	68.34	68.52	67.22	72.74	69.24	57.74	59.82	57.40	60.55	56.58

附表 C.6 单能中子入射 CRAM 模型，单位中子注量时的器官吸收剂量（pGy cm^2）
——肾上腺、胆囊（壁）和心脏（含血）

能量/MeV	肾上腺						胆囊（壁）						心脏（含血）					
	AP	PA	LLAT	RLAT	ROT	ISO	AP	PA	LLAT	RLAT	ROT	ISO	AP	PA	LLAT	RLAT	ROT	ISO
1.0E-08	0.82	0.81	0.39	0.42	0.58	0.54	1.60	0.40	0.27	0.79	0.77	0.63	1.38	0.51	0.58	0.40	0.71	0.61
1.0E-07	1.19	1.29	0.61	0.65	1.02	0.77	2.56	0.62	0.41	1.25	1.25	0.97	2.18	0.80	0.91	0.62	1.13	0.95
1.0E-06	1.75	1.90	0.91	1.00	1.55	1.12	3.69	0.89	0.61	1.87	1.75	1.34	3.23	1.19	1.36	0.95	1.66	1.40
1.0E-05	1.98	2.22	1.10	1.15	1.52	1.25	4.20	1.07	0.72	2.21	1.95	1.46	3.74	1.41	1.61	1.12	1.99	1.65
1.0E-04	2.13	2.36	1.10	1.23	1.67	1.33	4.20	1.07	0.75	2.22	2.14	1.56	3.86	1.45	1.68	1.18	2.08	1.71
1.0E-03	2.17	2.43	1.17	1.28	1.84	1.34	4.09	1.07	0.75	2.20	2.04	1.53	3.85	1.49	1.69	1.20	2.02	1.68
5.0E-03	2.26	2.40	1.22	1.28	1.84	1.30	4.02	1.05	0.77	2.17	2.10	1.52	3.84	1.50	1.68	1.21	2.08	1.72
0.01	2.25	2.47	1.14	1.31	1.86	1.37	4.03	1.10	0.78	2.19	2.01	1.51	3.84	1.52	1.67	1.22	2.08	1.71
0.05	2.40	2.63	1.25	1.42	2.07	1.60	4.34	1.15	0.84	2.35	2.05	1.65	3.98	1.64	1.79	1.29	2.18	1.81
0.1	2.55	2.84	1.40	1.52	2.18	1.61	4.91	1.22	0.89	2.57	2.43	1.77	4.20	1.77	1.95	1.43	2.38	1.96
0.2	2.88	3.13	1.60	1.68	2.31	1.78	6.08	1.38	1.04	3.13	2.92	2.08	4.81	1.98	2.37	1.67	2.68	2.22
0.5	3.58	4.08	2.07	2.34	2.93	2.30	10.02	1.68	1.47	5.44	4.54	3.39	7.17	2.59	4.03	2.69	4.00	3.23
1	4.20	5.09	2.63	2.88	3.70	2.74	14.34	1.76	1.86	8.15	6.55	4.82	9.83	3.13	5.98	3.88	5.36	4.39
2	10.81	13.46	7.84	8.71	10.08	7.05	26.44	4.85	6.33	19.32	13.66	10.44	20.08	8.51	15.69	11.98	12.75	10.70
4	21.39	25.73	16.07	17.55	19.98	14.44	41.24	11.06	13.92	33.32	23.68	18.81	32.93	17.33	27.98	22.87	23.18	19.67
6	30.72	34.85	24.40	26.01	28.16	21.91	49.89	18.48	21.92	42.43	31.75	26.04	41.53	25.37	37.14	31.95	31.22	27.47
8	37.25	41.67	30.87	33.34	35.22	27.92	54.67	24.59	28.68	48.36	38.11	31.69	46.19	31.38	43.40	38.75	36.92	33.15
10	42.62	47.51	35.20	37.96	39.83	31.97	60.73	29.26	33.36	54.02	43.22	36.38	52.23	36.39	49.11	44.05	42.15	38.21
12	47.44	53.36	39.84	42.62	44.74	36.21	66.50	33.41	37.49	59.80	48.29	40.18	57.49	40.93	54.50	49.05	47.20	42.52
14	52.46	57.97	44.83	47.58	49.54	41.61	69.46	38.27	42.44	63.50	52.50	44.00	60.57	45.34	58.52	53.53	50.98	46.51
16	56.48	62.49	48.71	51.31	52.46	44.96	72.78	42.37	46.62	67.50	56.41	47.89	63.98	49.28	62.50	57.50	54.82	50.14
18	60.21	65.32	52.12	54.74	56.07	48.37	74.01	46.52	50.08	69.76	59.21	50.04	65.14	52.44	64.55	60.26	57.07	52.83
20	62.60	67.64	54.56	57.80	57.36	51.04	76.11	49.05	52.71	72.09	61.68	52.65	67.29	54.85	67.28	63.13	59.27	55.25

附表 C.7　单能中子入射 CRAM 模型，单位中子注量时的器官吸收剂量（pGy cm²）
——肾、胰腺和小肠（壁）

能量/MeV	肾						胰腺						小肠（壁）					
	AP	PA	LLAT	RLAT	ROT	ISO	AP	PA	LLAT	RLAT	ROT	ISO	AP	PA	LLAT	RLAT	ROT	ISO
1.0E-08	0.84	0.92	0.50	0.50	0.70	0.58	1.17	0.53	0.54	0.40	0.65	0.53	1.69	0.42	0.50	0.48	0.78	0.61
1.0E-07	1.21	1.40	0.80	0.78	1.13	0.84	1.82	0.81	0.86	0.62	1.03	0.80	2.63	0.64	0.77	0.74	1.19	0.92
1.0E-06	1.73	2.08	1.17	1.16	1.66	1.19	2.71	1.22	1.28	0.95	1.57	1.16	3.77	0.91	1.13	1.12	1.76	1.30
1.0E-05	2.00	2.46	1.38	1.38	1.91	1.41	3.11	1.41	1.53	1.13	1.81	1.36	4.23	1.05	1.31	1.31	2.00	1.48
1.0E-04	2.12	2.60	1.46	1.43	1.94	1.48	3.31	1.46	1.62	1.18	1.87	1.40	4.24	1.09	1.34	1.32	2.06	1.52
1.0E-03	2.15	2.63	1.47	1.43	1.99	1.51	3.34	1.47	1.61	1.20	1.97	1.44	4.08	1.10	1.32	1.32	1.97	1.49
5.0E-03	2.17	2.67	1.46	1.43	2.06	1.54	3.33	1.48	1.64	1.20	1.99	1.49	4.00	1.10	1.31	1.30	1.97	1.47
0.01	2.22	2.69	1.48	1.46	2.01	1.51	3.42	1.51	1.69	1.24	2.05	1.47	4.02	1.12	1.31	1.34	1.97	1.48
0.05	2.31	2.83	1.57	1.51	2.13	1.59	3.56	1.63	1.80	1.32	2.07	1.56	4.38	1.18	1.41	1.41	2.09	1.58
0.1	2.45	3.05	1.69	1.65	2.28	1.68	3.83	1.71	1.92	1.41	2.22	1.69	4.98	1.26	1.57	1.56	2.36	1.75
0.2	2.68	3.39	1.93	1.88	2.58	1.90	4.28	1.93	2.22	1.63	2.50	1.86	6.35	1.41	1.94	1.91	2.93	2.17
0.5	3.54	4.62	2.90	2.83	3.58	2.57	6.09	2.42	3.14	2.26	3.40	2.47	10.77	1.74	3.27	3.22	4.79	3.51
1	4.36	6.01	3.95	3.85	4.58	3.30	8.12	2.74	4.24	3.00	4.34	3.18	15.55	1.91	4.83	4.72	6.84	5.02
2	11.55	15.20	10.16	9.82	11.46	8.27	19.01	7.51	11.91	8.83	10.97	8.04	27.41	5.25	12.16	12.26	14.08	10.81
4	22.20	27.49	18.85	18.11	21.62	15.82	32.69	16.02	22.83	17.88	21.04	15.86	42.08	11.63	22.35	22.60	24.24	18.87
6	31.32	36.93	26.60	25.70	30.10	22.86	42.13	24.60	32.11	26.28	29.64	22.97	50.61	19.22	30.96	31.28	32.26	25.89
8	37.61	42.89	32.26	31.34	35.88	28.45	47.84	31.14	38.46	32.88	35.70	28.92	54.93	25.24	37.23	37.68	37.60	30.93
10	43.08	48.86	37.18	36.36	41.13	33.01	53.74	36.53	43.92	37.89	40.87	33.61	61.46	30.04	42.57	43.07	43.12	35.74
12	48.18	54.48	41.65	40.69	46.17	36.91	59.63	41.28	49.20	42.46	45.88	37.84	67.50	34.21	47.44	47.99	47.88	39.82
14	52.72	58.67	45.72	44.72	50.63	40.75	63.48	46.03	53.54	47.12	50.38	41.71	70.10	38.96	51.61	52.26	51.90	43.44
16	56.47	62.68	49.45	48.34	54.33	44.42	67.07	50.06	57.46	51.26	54.12	45.12	73.23	43.03	55.48	56.25	55.38	46.81
18	59.14	64.65	52.07	51.25	56.62	47.20	68.99	53.82	60.24	54.32	56.62	48.47	73.56	46.55	57.87	58.67	57.51	49.27
20	61.69	66.90	54.61	53.76	58.95	49.28	70.98	56.32	62.99	57.04	59.44	50.48	75.59	49.24	60.43	61.31	60.07	51.58

附表 C.8 单能中子入射 CRAM 模型、单位中子注量时的器官吸收剂量($pGy\ cm^2$)
——脾、胸腺和前列腺

能量/MeV	脾						胸腺						前列腺					
	AP	PA	LLAT	RLAT	ROT	ISO	AP	PA	LLAT	RLAT	ROT	ISO	AP	PA	LLAT	RLAT	ROT	ISO
1.0E-08	0.92	0.90	1.02	0.17	0.77	0.61	1.71	0.46	0.51	0.43	0.72	0.69	1.02	0.81	0.31	0.33	0.73	0.54
1.0E-07	1.31	1.39	1.63	0.29	1.20	0.91	2.68	0.70	0.73	0.62	1.25	1.06	1.56	1.26	0.46	0.48	1.06	0.81
1.0E-06	1.86	2.07	2.44	0.40	1.74	1.35	3.87	1.04	1.11	0.93	1.76	1.60	2.30	1.81	0.66	0.69	1.55	1.08
1.0E-05	2.14	2.46	2.81	0.46	1.91	1.45	4.29	1.20	1.24	1.16	2.11	1.79	2.73	2.16	0.76	0.83	1.69	1.43
1.0E-04	2.21	2.55	2.89	0.46	2.11	1.54	4.25	1.24	1.35	1.16	1.94	1.79	2.89	2.32	0.84	0.83	1.72	1.43
1.0E-03	2.25	2.63	2.84	0.46	2.13	1.62	4.05	1.25	1.29	1.18	2.08	1.84	3.01	2.43	0.79	0.86	1.77	1.37
5.0E-03	2.27	2.64	2.86	0.47	2.14	1.61	3.92	1.30	1.30	1.16	1.98	1.71	2.93	2.37	0.83	0.89	1.88	1.49
0.01	2.27	2.68	2.83	0.48	2.23	1.62	3.93	1.33	1.29	1.15	1.86	1.71	3.07	2.33	0.82	0.93	2.10	1.42
0.05	2.39	2.83	2.97	0.50	2.25	1.71	4.05	1.39	1.36	1.21	2.08	1.80	3.17	2.59	0.93	0.90	2.01	1.62
0.1	2.49	3.04	3.23	0.55	2.34	1.80	4.46	1.50	1.38	1.23	2.29	1.89	3.45	2.73	0.96	1.05	2.26	1.74
0.2	2.76	3.35	3.86	0.60	2.69	2.00	5.74	1.68	1.62	1.42	2.72	2.34	3.75	3.06	1.07	1.12	2.45	1.88
0.5	3.64	4.54	6.39	0.77	3.81	2.85	10.53	2.11	2.63	2.20	4.39	4.01	5.07	4.02	1.36	1.48	3.02	2.48
1	4.62	5.91	9.29	0.86	5.18	3.76	16.03	2.52	4.04	3.23	6.58	5.80	6.58	4.98	1.62	1.72	3.79	3.15
2	11.45	14.64	20.09	2.51	11.82	8.89	28.15	6.87	11.49	10.11	14.06	13.65	15.51	12.97	5.13	5.25	10.28	7.97
4	21.66	26.49	33.28	6.08	21.25	17.00	42.87	14.86	21.73	19.84	24.60	24.05	27.64	24.37	11.08	11.31	20.13	15.91
6	30.40	35.87	42.48	11.27	29.82	24.31	51.28	22.25	30.12	28.26	32.78	31.79	37.14	34.22	18.65	18.26	27.97	23.48
8	36.27	41.80	47.62	16.25	35.03	29.45	55.38	27.66	36.21	34.84	37.31	37.38	42.44	40.66	24.23	23.45	34.05	29.20
10	41.75	47.65	53.84	19.75	40.48	34.56	61.64	32.37	41.47	39.63	41.80	42.94	48.56	46.71	28.98	27.65	39.64	33.09
12	46.69	53.27	59.52	22.54	45.22	38.91	67.45	35.92	45.95	44.10	47.23	46.41	53.41	51.75	32.73	31.68	44.50	37.09
14	50.84	57.22	62.94	26.74	49.41	42.88	70.18	40.51	50.04	48.43	50.62	50.82	58.01	56.87	36.30	35.40	48.51	41.60
16	54.47	61.24	66.62	30.19	52.87	46.34	73.40	44.28	53.87	52.35	54.67	54.63	61.67	60.86	39.83	39.27	51.59	45.45
18	57.12	63.43	67.86	33.40	55.24	48.99	73.89	48.00	56.59	54.71	56.79	57.38	63.74	64.03	43.25	42.06	56.30	48.39
20	59.34	65.76	70.28	35.91	57.91	51.13	75.95	50.57	58.72	57.41	58.72	60.41	66.28	66.33	45.69	44.02	58.81	50.94

附表 C.9 单能中子入射 CRAM 模型,单位中子注量时的器官吸收剂量(pGy cm^2)
——ET、肌肉和口腔黏膜

能量/MeV	ET						肌肉						口腔黏膜					
	AP	PA	LLAT	RLAT	ROT	ISO	AP	PA	LLAT	RLAT	ROT	ISO	AP	PA	LLAT	RLAT	ROT	ISO
1.0E-08	1.37	0.34	0.88	0.77	0.80	0.82	1.06	1.20	0.58	0.56	0.93	0.78	2.01	0.22	0.90	0.72	1.04	0.96
1.0E-07	2.01	0.52	1.34	1.20	1.29	1.21	1.50	1.75	0.81	0.79	1.33	1.09	2.69	0.34	1.36	1.07	1.34	1.32
1.0E-06	2.69	0.77	1.96	1.73	1.84	1.72	1.98	2.36	1.07	1.05	1.75	1.42	3.07	0.48	1.79	1.50	1.70	1.64
1.0E-05	2.83	0.91	2.21	1.96	2.00	1.92	2.13	2.55	1.15	1.13	1.88	1.52	2.88	0.53	1.81	1.56	1.68	1.60
1.0E-04	2.73	0.94	2.17	1.96	1.88	1.89	2.08	2.48	1.12	1.09	1.82	1.47	2.56	0.56	1.65	1.45	1.51	1.54
1.0E-03	2.51	0.96	2.06	1.91	1.87	1.82	1.99	2.36	1.06	1.04	1.74	1.40	2.29	0.56	1.50	1.37	1.43	1.41
5.0E-03	2.44	0.96	2.01	1.87	1.90	1.75	1.96	2.32	1.05	1.02	1.73	1.39	2.25	0.54	1.51	1.32	1.38	1.39
0.01	2.48	0.96	2.02	1.86	1.86	1.78	2.00	2.36	1.08	1.05	1.75	1.42	2.38	0.53	1.49	1.32	1.46	1.43
0.05	2.94	1.02	2.33	2.09	2.04	2.05	2.47	2.88	1.36	1.33	2.18	1.79	3.77	0.60	2.27	1.75	2.04	2.01
0.1	3.65	1.06	2.81	2.51	2.57	2.50	3.09	3.58	1.74	1.71	2.75	2.29	5.55	0.60	3.24	2.39	2.80	2.96
0.2	5.22	1.18	3.92	3.48	3.43	3.40	4.27	4.93	2.47	2.43	3.84	3.26	8.69	0.66	5.12	3.79	4.43	4.51
0.5	9.85	1.60	7.83	6.78	6.43	6.39	7.53	8.70	4.50	4.43	6.86	5.94	16.00	0.81	10.22	7.81	8.15	9.00
1	15.25	2.20	12.32	10.63	9.98	10.04	11.42	13.07	6.96	6.88	10.50	9.23	25.24	0.97	16.30	12.37	13.08	14.30
2	25.66	7.45	23.72	21.72	19.71	19.96	19.80	22.11	12.87	12.67	18.35	16.44	33.30	3.68	25.85	22.51	20.37	23.15
4	39.09	15.66	37.73	35.30	32.13	33.29	31.69	34.67	21.38	21.10	29.52	26.77	46.76	8.78	39.00	35.17	31.81	35.74
6	46.52	23.32	45.28	43.32	40.40	42.22	39.35	42.28	27.94	27.62	36.90	34.02	53.33	15.04	46.03	42.75	38.96	44.05
8	50.82	29.61	50.19	48.49	45.66	48.36	44.65	47.38	32.88	32.56	42.10	39.32	56.28	20.16	50.28	47.41	42.94	49.31
10	56.66	34.05	55.87	54.10	50.80	54.35	50.06	52.95	37.46	37.10	47.30	44.40	62.54	24.14	56.45	53.28	48.42	55.53
12	61.92	38.15	61.45	59.59	56.28	59.96	55.42	58.50	41.50	41.12	52.33	49.12	68.08	27.05	61.91	58.57	52.93	61.58
14	64.53	42.42	64.48	62.83	58.96	64.12	58.79	61.64	44.92	44.55	55.74	52.68	69.71	31.12	64.55	61.42	55.88	65.31
16	67.55	46.31	68.07	66.40	63.01	68.28	62.42	65.17	48.14	47.76	59.30	56.22	72.29	34.52	67.71	65.23	59.53	68.81
18	68.34	49.43	69.61	68.11	65.02	70.73	64.41	66.85	50.39	50.03	61.36	58.51	71.53	37.51	68.04	65.75	60.10	69.66
20	70.66	52.06	72.07	70.51	67.08	73.69	66.82	69.17	52.78	52.42	63.81	61.07	74.07	39.87	70.77	68.42	62.36	72.85

附表 C.10 单能中子入射 CRAM 模型，单位中子注量时的器官吸收剂量（pGy cm^2）——眼晶体、ET1、ET2 和淋巴结

能量/MeV	眼晶体						ET1						ET2						淋巴结					
	AP	PA	LLAT	RLAT	ROT	ISO	AP	PA	LLAT	RLAT	ROT	ISO	AP	PA	LLAT	RLAT	ROT	ISO	AP	PA	LLAT	RLAT	ROT	ISO
1.0E-08	2.43	0.21	1.00	0.51	1.59	0.92	1.68	0.16	0.73	0.69	0.69	0.90	1.31	0.38	0.92	0.78	0.82	0.81	1.28	0.77	0.59	0.50	0.82	0.67
1.0E-07	2.97	0.19	1.25	0.83	1.44	2.04	2.19	0.26	1.08	1.00	1.17	1.15	1.97	0.57	1.40	1.24	1.32	1.22	1.85	1.15	0.86	0.74	1.21	0.94
1.0E-06	3.16	0.38	1.81	1.22	2.42	2.61	2.46	0.38	1.37	1.26	1.43	1.37	2.73	0.85	2.08	1.83	1.92	1.80	2.52	1.65	1.21	1.05	1.67	1.31
1.0E-05	2.88	0.39	1.79	1.26	1.93	1.44	2.31	0.45	1.40	1.29	1.37	1.46	2.94	1.00	2.38	2.10	2.13	2.02	2.82	1.87	1.35	1.18	1.88	1.47
1.0E-04	2.49	0.48	1.49	1.39	1.47	1.29	2.07	0.46	1.30	1.21	1.26	1.35	2.86	1.04	2.35	2.11	2.01	2.00	2.80	1.92	1.34	1.18	1.89	1.46
1.0E-03	1.77	0.35	1.35	1.41	1.01	1.59	1.83	0.46	1.21	1.16	1.17	1.28	2.65	1.06	2.23	2.06	2.02	1.93	2.71	1.89	1.29	1.16	1.87	1.44
5.0E-03	2.21	0.47	1.42	1.27	1.44	1.32	1.80	0.47	1.20	1.17	1.11	1.25	2.56	1.06	2.17	2.02	2.06	1.85	2.69	1.88	1.27	1.15	1.82	1.41
0.01	2.26	0.47	1.22	1.13	1.37	1.76	1.95	0.46	1.34	1.18	1.15	1.26	2.59	1.06	2.16	1.99	2.00	1.88	2.72	1.88	1.29	1.16	1.84	1.45
0.05	4.49	0.46	1.96	1.44	1.86	2.24	3.13	0.48	2.19	2.04	1.90	2.08	2.91	1.13	2.36	2.10	2.07	2.05	3.22	2.00	1.44	1.26	2.05	1.60
0.1	6.73	0.55	2.62	1.98	2.36	3.95	4.74	0.48	3.36	3.13	2.94	3.11	3.43	1.18	2.69	2.39	2.50	2.37	3.87	2.19	1.71	1.43	2.34	1.85
0.2	10.38	0.59	4.40	3.21	4.85	6.25	7.63	0.54	5.67	5.36	4.53	5.09	4.73	1.32	3.56	3.09	3.20	3.05	5.13	2.65	2.27	1.84	2.99	2.37
0.5	17.78	0.67	7.71	7.05	7.69	10.79	14.32	0.66	11.71	11.02	8.74	9.97	8.93	1.80	7.03	5.91	5.96	5.65	8.91	4.24	4.06	3.23	5.04	4.00
1	28.12	0.82	12.07	11.24	13.51	17.02	22.88	0.79	18.56	17.43	13.73	15.89	13.69	2.49	11.04	9.23	9.21	8.84	13.39	6.05	6.27	4.94	7.53	6.08
2	34.11	3.22	20.40	20.78	18.60	25.81	31.58	3.58	29.54	28.41	21.34	25.39	24.45	8.25	22.53	20.35	19.38	18.85	23.84	14.04	12.79	10.99	15.49	12.53
4	47.76	7.58	32.74	32.34	30.99	37.93	44.85	8.72	43.92	42.66	32.53	39.30	37.91	17.09	36.46	33.79	32.05	32.06	37.71	24.99	21.75	19.34	26.18	21.73
6	50.74	12.88	40.69	40.01	37.09	44.55	51.54	14.87	50.73	49.63	39.68	47.53	45.49	25.05	44.16	42.03	40.55	41.13	46.56	33.95	29.29	26.73	34.69	29.39
8	55.03	18.89	44.36	42.39	43.82	52.79	55.31	21.51	55.39	54.41	45.01	53.55	49.90	31.28	49.13	47.28	45.80	47.30	51.38	39.75	34.35	31.91	39.78	34.51
10	61.61	20.08	49.73	47.26	48.60	60.31	60.88	25.06	61.13	60.06	49.68	59.52	55.80	35.89	54.79	52.88	51.04	53.29	57.84	45.67	39.58	36.91	45.67	39.87
12	68.29	24.95	54.55	55.52	51.84	65.65	66.30	28.37	66.80	66.11	55.00	66.01	61.03	40.15	60.35	58.25	56.54	58.72	63.72	50.88	43.87	40.97	50.35	44.16
14	68.21	26.90	57.32	56.97	56.94	69.78	68.25	32.53	69.26	68.72	57.54	69.67	63.77	44.45	63.50	61.62	59.25	62.98	66.70	54.83	47.46	44.75	54.10	47.85
16	71.14	30.34	60.03	59.99	60.62	73.82	71.21	36.31	72.68	72.17	60.87	74.08	66.80	48.36	67.13	65.22	63.45	67.10	70.02	58.63	50.79	48.06	57.83	51.25
18	69.88	34.67	61.21	60.28	67.30	76.65	71.04	39.27	73.39	73.04	62.20	75.54	67.79	51.51	68.83	67.10	65.59	69.75	70.40	60.41	52.48	49.92	59.48	53.02
20	72.85	35.46	63.93	63.25	62.40	76.89	73.46	42.44	75.98	75.81	65.54	78.85	70.08	54.03	71.27	69.43	67.40	72.63	72.75	62.78	54.82	52.36	61.72	55.26

附表 C.11　单能中子入射 CRAF 模型，单位中子注量时的器官吸收剂量（pGy cm^2）
——红骨髓、结肠（壁）和肺

能量/MeV	红骨髓						结肠（壁）						肺					
	AP	PA	LLAT	RLAT	ROT	ISO	AP	PA	LLAT	RLAT	ROT	ISO	AP	PA	LLAT	RLAT	ROT	ISO
1.0E-08	0.43	0.75	0.23	0.21	0.29	0.20	1.48	0.58	0.55	0.48	0.84	0.71	0.89	1.11	0.37	0.38	0.75	0.69
1.0E-07	0.74	1.23	0.31	0.41	0.51	0.43	2.26	0.89	0.85	0.74	1.26	1.01	1.30	1.71	0.53	0.56	1.12	0.96
1.0E-06	1.16	1.67	0.59	0.46	0.94	0.73	3.21	1.28	1.23	1.09	1.84	1.45	1.90	2.55	0.76	0.79	1.60	1.34
1.0E-05	1.08	1.66	0.58	0.56	1.00	0.81	3.60	1.51	1.38	1.22	2.05	1.62	2.19	2.91	0.88	0.91	1.86	1.56
1.0E-04	1.13	1.79	0.51	0.67	1.22	0.84	3.59	1.53	1.39	1.23	2.08	1.64	2.26	2.94	0.90	0.95	1.90	1.62
1.0E-03	1.02	1.60	0.69	0.61	1.31	1.01	3.45	1.53	1.34	1.21	2.04	1.63	2.28	2.89	0.91	0.95	1.89	1.62
5.0E-03	1.08	1.70	0.52	0.53	1.10	0.82	3.38	1.57	1.33	1.19	1.99	1.58	2.24	2.85	0.90	0.94	1.88	1.58
0.01	1.19	1.89	0.63	0.65	1.09	1.18	3.41	1.52	1.34	1.18	1.97	1.56	2.25	2.85	0.91	0.95	1.89	1.57
0.05	1.37	1.79	0.74	0.66	1.30	1.31	3.69	1.65	1.45	1.27	2.14	1.62	2.42	3.10	0.96	1.00	1.97	1.66
0.1	1.33	2.38	0.85	0.71	1.38	1.13	4.19	1.74	1.62	1.45	2.39	1.80	2.60	3.44	1.03	1.06	2.14	1.74
0.2	2.21	3.38	1.23	0.98	1.96	1.70	5.39	1.99	2.11	1.85	2.94	2.21	2.96	4.38	1.16	1.23	2.52	2.03
0.5	3.62	6.84	2.13	1.93	3.85	3.07	9.37	2.74	3.99	3.35	4.88	3.62	4.56	7.71	1.72	1.84	4.15	3.23
1	5.77	11.17	3.62	3.28	6.48	5.56	13.93	3.65	6.14	5.11	7.33	5.46	6.66	11.53	2.45	2.68	6.21	5.00
2	13.53	22.78	9.01	8.48	14.48	11.92	24.80	8.56	13.27	11.66	14.48	11.10	15.59	23.23	6.52	7.11	14.02	11.56
4	25.21	38.30	17.70	16.67	26.59	21.77	38.43	16.83	22.97	20.69	24.49	19.04	27.32	37.12	13.06	14.03	24.60	20.78
6	34.06	47.07	25.28	24.14	35.24	29.65	46.31	24.57	30.67	28.32	32.26	25.81	36.01	45.71	19.96	20.96	32.87	28.49
8	40.75	53.53	31.28	29.97	41.73	35.25	51.65	30.67	36.37	34.24	37.98	30.84	42.25	51.51	25.35	26.36	38.72	34.10
10	46.00	58.70	35.50	34.23	46.44	39.86	57.45	35.59	41.51	39.12	42.99	35.32	47.83	57.78	29.64	30.62	44.16	39.02
12	50.98	64.47	39.82	38.24	51.82	44.22	63.31	40.06	45.98	43.40	47.72	39.36	52.70	63.31	32.99	34.09	48.68	43.12
14	55.97	68.40	43.74	42.37	56.05	48.69	65.94	44.37	49.69	47.36	51.32	43.19	56.42	66.45	36.84	37.78	52.33	46.83
16	59.14	71.61	47.40	45.72	59.39	51.54	68.89	48.29	53.29	50.89	54.55	46.02	59.91	69.62	39.99	40.91	55.56	50.07
18	62.70	74.56	51.08	49.23	62.82	55.31	70.36	51.18	55.97	53.67	57.01	48.45	62.21	71.12	42.69	43.46	57.92	52.43
20	67.32	78.85	54.61	52.80	67.17	59.43	74.71	55.14	59.84	57.59	61.08	51.92	66.25	75.59	46.02	46.88	62.09	56.53

附表 C.12 单能中子入射 CRAF 模型，单位中子注量时的器官吸收剂量（$pGy\ cm^2$）
——胃（壁）、乳腺和卵巢

能量/MeV	胃（壁）						乳腺						卵巢					
	AP	PA	LLAT	RLAT	ROT	ISO	AP	PA	LLAT	RLAT	ROT	ISO	AP	PA	LLAT	RLAT	ROT	ISO
1.0E-08	1.33	0.65	0.67	0.25	0.75	0.70	1.72	0.38	0.62	0.66	0.87	0.79	1.17	0.67	0.36	0.33	0.65	0.73
1.0E-07	2.01	1.03	1.03	0.39	1.16	0.97	2.39	0.55	0.88	0.92	1.22	1.07	1.79	1.02	0.49	0.41	1.13	0.87
1.0E-06	2.82	1.53	1.54	0.54	1.72	1.33	2.99	0.81	1.18	1.17	1.58	1.39	2.75	1.40	0.70	0.66	1.65	1.43
1.0E-05	3.26	1.77	1.78	0.64	1.99	1.60	3.12	0.92	1.20	1.19	1.66	1.41	3.26	1.82	0.90	0.78	1.98	1.50
1.0E-04	3.38	1.80	1.81	0.67	2.02	1.61	2.90	0.94	1.11	1.12	1.60	1.38	3.54	1.93	0.94	0.85	1.93	1.43
1.0E-03	3.27	1.86	1.83	0.67	2.06	1.64	2.74	0.92	1.06	1.02	1.48	1.27	3.30	1.86	1.00	0.83	1.94	1.60
5.0E-03	3.26	1.90	1.82	0.67	2.07	1.62	2.64	0.94	1.03	0.98	1.44	1.22	3.46	1.95	0.85	0.88	1.98	1.55
0.01	3.25	1.88	1.85	0.69	2.06	1.59	2.79	0.98	1.06	1.06	1.50	1.22	3.47	2.07	0.95	0.86	1.96	1.57
0.05	3.53	2.04	1.95	0.73	2.20	1.67	3.90	1.00	1.52	1.57	1.98	1.72	3.64	2.15	0.99	0.96	2.19	1.73
0.1	3.87	2.16	2.17	0.80	2.33	1.78	5.34	1.04	2.19	2.28	2.72	2.23	3.87	2.33	1.07	1.03	2.21	1.94
0.2	4.63	2.47	2.49	0.95	2.77	2.03	8.20	1.18	3.52	3.68	4.06	3.43	4.60	2.60	1.20	1.14	2.56	1.97
0.5	7.36	3.32	4.43	1.38	4.24	3.09	15.42	1.57	7.11	7.36	7.60	6.61	7.07	3.34	1.66	1.47	3.52	2.82
1	10.52	4.18	6.82	1.93	6.00	4.40	24.50	2.00	11.52	11.80	12.03	10.93	10.45	4.21	2.02	1.94	5.11	3.57
2	20.71	10.51	16.31	5.91	13.39	9.95	35.37	6.75	18.21	18.38	19.26	17.94	20.76	11.54	5.44	5.57	11.55	8.78
4	33.49	19.95	28.60	12.46	23.60	18.09	51.36	15.18	28.38	28.37	30.57	28.17	34.12	21.87	11.62	11.63	21.80	16.67
6	42.14	28.24	38.01	19.27	31.81	25.47	58.76	23.61	34.72	35.14	38.01	35.38	44.49	31.90	18.01	18.48	30.03	23.54
8	48.28	34.76	44.22	25.55	38.04	31.36	64.02	31.48	40.40	40.65	43.95	41.06	51.19	39.80	23.70	24.01	36.78	28.47
10	54.31	39.35	50.19	29.47	43.22	35.77	69.48	35.10	44.80	45.03	48.74	45.91	57.54	44.45	27.75	28.01	41.85	33.64
12	59.43	44.42	55.20	33.03	48.03	39.70	75.34	39.77	49.31	49.64	53.63	50.49	62.90	49.47	30.49	31.23	45.57	37.21
14	62.83	48.65	59.05	37.22	52.18	43.72	77.86	44.91	52.79	52.99	57.44	53.84	66.07	53.38	34.73	35.33	49.81	40.75
16	65.89	52.24	62.67	40.84	55.36	47.01	80.79	49.18	56.33	56.42	60.98	57.09	69.92	56.68	37.62	38.85	53.58	44.72
18	67.35	55.33	64.72	43.89	57.68	49.51	82.77	53.86	59.28	59.49	63.91	60.30	70.68	59.74	40.64	40.67	56.59	46.99
20	71.65	59.48	68.97	47.56	61.68	52.97	87.52	57.91	63.41	63.59	68.45	64.54	73.63	63.44	43.42	44.59	60.43	51.68

附表 C.13　单能中子入射 CRAF 模型，单位中子注量时的器官吸收剂量（pGy cm^2）
——膀胱（壁）、食道和肝

能量/MeV	膀胱（壁）						食道						肝					
	AP	PA	LLAT	RLAT	ROT	ISO	AP	PA	LLAT	RLAT	ROT	ISO	AP	PA	LLAT	RLAT	ROT	ISO
1.0E-08	1.29	0.80	0.29	0.24	0.80	0.68	0.95	0.91	0.43	0.34	0.74	0.68	1.15	0.78	0.22	0.72	0.82	0.71
1.0E-07	1.90	1.17	0.43	0.32	1.07	0.95	1.47	1.26	0.57	0.52	1.06	0.88	1.74	1.18	0.31	1.10	1.19	0.99
1.0E-06	2.92	1.66	0.58	0.49	1.59	1.41	2.29	2.07	0.85	0.71	1.55	1.27	2.52	1.81	0.46	1.63	1.74	1.37
1.0E-05	3.45	2.07	0.69	0.52	1.87	1.62	2.54	2.46	1.04	0.83	1.82	1.43	2.86	2.12	0.53	1.86	2.02	1.65
1.0E-04	3.49	2.07	0.73	0.58	1.92	1.60	2.63	2.49	1.05	0.91	1.93	1.65	2.98	2.21	0.53	1.89	2.08	1.67
1.0E-03	3.44	2.18	0.75	0.59	1.98	1.67	2.67	2.67	1.07	0.88	1.89	1.61	2.91	2.20	0.56	1.87	2.06	1.65
5.0E-03	3.35	2.30	0.73	0.60	1.97	1.65	2.68	2.67	1.10	0.90	1.91	1.69	2.91	2.24	0.56	1.83	2.05	1.62
0.01	3.33	2.28	0.76	0.59	1.94	1.62	2.75	2.72	1.09	0.95	2.05	1.71	2.91	2.25	0.58	1.88	2.05	1.59
0.05	3.59	2.40	0.80	0.66	2.10	1.74	3.04	2.84	1.16	0.95	2.05	1.80	3.12	2.42	0.62	1.97	2.22	1.70
0.1	3.86	2.52	0.83	0.70	2.19	1.85	3.16	2.95	1.19	1.03	2.28	1.88	3.39	2.53	0.66	2.20	2.37	1.84
0.2	4.52	2.85	0.99	0.77	2.48	2.08	3.56	3.33	1.35	1.19	2.52	1.92	4.09	2.88	0.76	2.73	2.75	2.08
0.5	6.97	3.86	1.31	1.02	3.45	2.86	5.25	4.64	1.89	1.59	3.53	2.63	6.33	4.20	1.05	4.58	4.21	3.03
1	10.57	5.61	1.71	1.28	5.03	4.44	7.06	6.20	2.52	2.02	4.86	3.81	8.83	5.49	1.37	6.70	5.91	4.38
2	21.08	13.42	5.11	3.81	11.32	9.63	16.06	14.47	6.58	5.80	12.10	9.92	18.12	12.89	4.24	15.04	12.92	9.90
4	34.61	24.73	11.07	8.55	20.97	17.65	28.04	25.65	13.38	12.13	22.99	18.49	30.28	23.28	9.54	26.05	23.01	17.90
6	44.20	34.99	18.23	15.18	29.68	24.84	35.54	33.64	20.65	18.87	30.98	26.51	38.82	31.50	15.83	34.38	31.00	25.29
8	50.42	41.20	24.28	20.08	35.34	30.89	42.14	38.87	26.17	24.45	36.59	31.64	44.98	37.83	21.26	40.50	36.91	30.62
10	57.19	47.45	28.23	24.16	40.78	36.29	47.72	44.53	30.13	28.24	42.01	36.52	50.14	42.55	25.08	45.72	41.76	35.13
12	62.59	53.13	32.00	27.21	45.31	39.93	52.31	49.97	33.60	31.56	46.80	41.30	55.58	47.67	28.45	50.36	46.53	39.25
14	65.76	58.05	36.06	31.10	49.46	43.82	56.07	54.54	37.36	35.34	49.76	44.75	59.00	51.71	32.68	54.02	50.42	42.97
16	68.42	61.37	39.74	34.06	52.82	46.87	59.47	57.42	40.14	38.60	53.88	48.13	62.12	55.09	36.10	57.42	53.76	46.01
18	70.11	62.91	42.31	37.18	55.33	48.81	61.36	60.12	43.36	41.65	57.41	51.27	64.47	57.92	39.48	59.61	56.32	48.70
20	74.74	67.48	45.83	40.11	59.26	52.19	66.11	63.90	46.85	44.62	60.65	54.16	68.43	61.81	42.47	63.69	60.11	52.40

附表 C.14 单能中子入射 CRAF 模型，单位中子注量时的器官吸收剂量（pGy cm^2）
——甲状腺、骨表面和脑

能量/MeV	甲状腺						骨表面						脑					
	AP	PA	LLAT	RLAT	ROT	ISO	AP	PA	LLAT	RLAT	ROT	ISO	AP	PA	LLAT	RLAT	ROT	ISO
1.0E-08	1.72	0.48	0.49	0.60	0.99	0.80	0.89	0.97	0.48	0.47	0.83	0.75	0.59	0.78	0.74	0.67	0.73	0.77
1.0E-07	2.48	0.77	0.74	0.83	1.37	1.04	1.31	1.48	0.70	0.69	1.20	1.02	0.89	1.17	1.12	1.07	1.10	1.09
1.0E-06	3.26	1.06	1.15	1.14	1.72	1.42	1.78	2.13	0.96	0.95	1.65	1.40	1.29	1.76	1.68	1.61	1.65	1.59
1.0E-05	3.47	1.21	1.27	1.28	1.90	1.49	1.93	2.39	1.06	1.04	1.82	1.53	1.45	2.00	1.90	1.82	1.83	1.79
1.0E-04	3.55	1.31	1.15	1.28	1.86	1.73	1.89	2.37	1.03	1.00	1.77	1.48	1.46	1.99	1.90	1.80	1.85	1.75
1.0E-03	3.00	1.30	1.20	1.24	1.69	1.52	1.80	2.30	0.99	0.95	1.72	1.43	1.44	1.92	1.86	1.78	1.82	1.76
5.0E-03	3.07	1.48	1.17	1.23	1.72	1.46	1.78	2.26	0.96	0.94	1.67	1.39	1.39	1.89	1.79	1.76	1.76	1.66
0.01	3.03	1.40	1.17	1.20	1.81	1.48	1.78	2.27	0.97	0.94	1.68	1.39	1.42	1.88	1.81	1.72	1.76	1.68
0.05	3.70	1.45	1.17	1.32	2.03	1.60	2.12	2.49	1.13	1.11	1.90	1.55	1.48	2.00	1.95	1.85	1.86	1.70
0.1	4.91	1.56	1.50	1.63	2.54	1.88	2.58	2.88	1.39	1.37	2.27	1.84	1.65	2.27	2.22	2.11	2.07	1.94
0.2	7.35	1.72	2.15	2.40	3.56	2.46	3.54	3.70	1.94	1.93	3.07	2.47	2.07	2.89	2.90	2.74	2.67	2.47
0.5	14.08	2.21	4.30	4.99	6.55	3.87	6.36	6.55	3.62	3.62	5.58	4.48	3.69	5.31	5.37	5.07	4.82	4.46
1	21.31	2.85	6.59	7.92	10.14	6.07	9.75	9.93	5.65	5.64	8.69	7.15	5.81	8.34	8.51	8.06	7.72	7.25
2	31.66	7.55	15.38	18.05	18.03	11.36	17.47	19.09	11.03	10.93	16.23	13.49	13.68	17.49	17.91	17.38	16.65	15.52
4	45.56	16.25	26.27	29.36	28.76	19.96	28.30	31.06	18.67	18.55	26.70	22.47	24.11	29.05	29.97	29.29	28.22	26.10
6	51.37	23.86	33.78	37.20	35.86	26.49	35.09	38.00	24.63	24.43	33.47	29.03	32.39	37.50	38.29	37.72	36.65	34.03
8	55.22	28.63	39.48	43.45	40.76	30.41	40.60	43.67	29.54	29.32	38.91	34.16	38.17	43.39	44.16	43.51	42.26	39.62
10	61.53	32.77	44.72	48.62	46.01	34.72	45.25	48.34	33.49	33.24	43.42	38.39	43.39	48.99	49.59	49.00	47.77	44.88
12	66.74	37.52	48.96	54.40	49.81	38.56	50.10	53.40	37.06	36.80	47.94	42.38	47.72	53.58	54.21	53.65	52.36	48.96
14	69.16	42.68	52.41	57.29	53.16	43.41	53.41	56.62	40.34	40.10	51.33	45.72	51.37	56.94	57.72	57.11	55.87	52.16
16	71.23	44.93	55.96	60.69	55.63	45.05	56.75	59.90	43.27	43.04	54.59	48.78	54.57	60.26	61.08	60.59	59.15	55.42
18	71.21	47.49	58.18	62.51	57.65	46.65	59.44	62.42	46.01	45.69	57.30	51.52	57.00	62.30	63.25	62.63	61.28	57.69
20	75.97	51.12	62.24	67.87	61.17	51.26	63.41	66.46	49.42	49.07	61.25	55.24	61.00	66.47	67.62	66.89	65.48	61.58

附表 C.15 单能中子入射 CRAF 模型，单位中子注量时的器官吸收剂量（pGy cm^2）

——皮肤、唾液腺和其余组织

能量/MeV	皮肤						唾液腺						其余组织					
	AP	PA	LLAT	RLAT	ROT	ISO	AP	PA	LLAT	RLAT	ROT	ISO	AP	PA	LLAT	RLAT	ROT	ISO
1.0E-08	1.31	1.29	0.74	0.73	1.18	1.10	1.14	0.56	0.95	0.98	0.92	0.71	1.09	0.82	0.49	0.41	0.78	0.71
1.0E-07	1.33	1.33	0.74	0.72	1.18	1.05	1.61	0.84	1.44	1.46	1.38	1.06	1.64	1.28	0.72	0.62	1.16	0.98
1.0E-06	1.48	1.49	0.79	0.78	1.29	1.12	2.18	1.22	1.95	2.00	1.88	1.48	2.38	1.92	1.05	0.91	1.70	1.39
1.0E-05	1.47	1.49	0.77	0.76	1.26	1.09	2.38	1.40	2.07	2.08	1.97	1.55	2.69	2.23	1.20	1.04	1.94	1.59
1.0E-04	1.36	1.39	0.71	0.70	1.16	1.00	2.40	1.42	2.00	2.04	2.02	1.58	2.79	2.28	1.24	1.07	1.98	1.68
1.0E-03	1.29	1.31	0.68	0.66	1.10	0.95	2.26	1.39	1.87	1.89	1.90	1.46	2.68	2.29	1.23	1.09	1.99	1.64
5.0E-03	1.40	1.42	0.75	0.74	1.20	1.05	2.21	1.38	1.81	1.82	1.80	1.43	2.69	2.33	1.23	1.08	1.98	1.63
0.01	1.60	1.61	0.87	0.86	1.38	1.22	2.20	1.40	1.83	1.83	1.85	1.41	2.72	2.33	1.25	1.09	2.01	1.56
0.05	3.09	3.02	1.80	1.76	2.69	2.48	2.28	1.45	2.17	2.21	2.15	1.71	2.90	2.47	1.32	1.16	2.11	1.68
0.1	4.57	4.41	2.71	2.66	3.98	3.71	2.50	1.61	2.72	2.76	2.55	1.93	3.16	2.64	1.46	1.28	2.29	1.84
0.2	6.83	6.55	4.14	4.06	5.96	5.58	3.07	2.01	3.84	3.91	3.47	2.70	3.81	3.16	1.74	1.52	2.72	2.12
0.5	11.52	11.02	7.16	7.01	10.04	9.37	5.57	3.65	7.28	7.44	6.41	5.09	6.02	4.77	2.84	2.43	4.28	3.23
1	18.23	17.41	11.54	11.30	16.09	15.19	9.01	5.82	11.61	11.85	10.33	7.87	8.71	6.63	4.23	3.56	6.25	4.81
2	24.81	23.89	16.78	16.41	22.01	20.45	18.93	15.09	20.10	20.41	19.37	15.36	17.42	14.67	10.19	9.05	13.72	10.48
4	36.58	35.38	25.59	25.08	32.77	30.39	31.43	27.53	32.15	32.63	31.61	25.69	28.94	25.84	18.69	17.04	24.20	18.72
6	43.07	41.90	31.54	31.01	39.13	36.45	40.24	36.49	40.15	40.83	40.27	33.64	37.58	34.22	26.42	24.26	32.25	26.32
8	48.20	47.03	36.27	35.69	44.18	41.22	45.08	42.76	45.52	45.87	45.69	38.75	43.24	40.46	32.18	29.88	38.19	31.74
10	54.09	52.85	41.21	40.64	49.72	46.48	51.25	48.55	51.02	51.51	51.52	44.61	49.00	45.59	37.00	34.15	43.45	36.45
12	58.93	57.58	44.94	44.33	54.16	50.60	56.49	53.71	56.36	56.63	56.86	49.15	54.05	50.59	41.03	38.14	48.12	40.68
14	61.45	60.16	47.68	47.07	56.79	53.26	59.36	57.88	59.76	59.95	60.67	52.61	57.77	54.54	44.82	41.97	51.83	44.51
16	64.78	63.44	50.76	50.11	60.04	56.35	62.77	62.21	63.55	63.63	64.32	56.64	60.91	58.04	48.31	45.21	55.57	47.36
18	66.47	65.16	52.74	52.15	61.91	58.23	64.14	64.55	65.37	65.69	66.65	59.19	62.83	60.58	50.77	47.98	57.99	49.86
20	71.25	69.80	56.86	56.27	66.49	62.59	66.51	67.27	67.64	67.97	68.71	61.76	67.25	64.70	54.49	51.51	61.87	53.46

附表 C.16 单能中子入射 CRAF 模型,单位中子注量时的器官吸收剂量($pGy\ cm^2$)
——肾上腺、胆囊(壁)和心脏(含血)

能量/MeV	肾上腺						胆囊(壁)						心脏(含血)					
	AP	PA	LLAT	RLAT	ROT	ISO	AP	PA	LLAT	RLAT	ROT	ISO	AP	PA	LLAT	RLAT	ROT	ISO
1.0E-08	0.55	1.52	0.39	0.25	0.74	0.66	1.09	0.56	0.20	0.77	0.74	0.67	1.40	0.59	0.43	0.31	0.72	0.64
1.0E-07	0.76	2.49	0.55	0.40	1.18	0.95	1.73	0.85	0.29	1.20	1.13	0.91	2.20	0.88	0.62	0.44	1.08	0.95
1.0E-06	1.12	3.64	0.82	0.54	1.77	1.38	2.66	1.34	0.47	1.88	1.66	1.39	3.19	1.37	0.93	0.65	1.59	1.35
1.0E-05	1.28	4.30	0.86	0.64	1.97	1.62	3.05	1.44	0.48	2.16	1.96	1.56	3.68	1.59	1.09	0.76	1.90	1.58
1.0E-04	1.33	4.25	0.85	0.65	2.11	1.57	3.29	1.69	0.54	2.27	2.05	1.75	3.86	1.65	1.13	0.82	1.99	1.62
1.0E-03	1.30	4.01	0.97	0.70	2.02	1.66	3.22	1.62	0.53	2.20	2.03	1.58	3.81	1.70	1.15	0.85	2.00	1.63
5.0E-03	1.35	4.16	0.95	0.68	2.05	1.68	3.24	1.79	0.56	2.21	1.98	1.75	3.80	1.77	1.13	0.82	2.05	1.69
0.01	1.40	4.04	1.00	0.70	2.04	1.56	3.28	1.71	0.56	2.30	2.02	1.53	3.77	1.77	1.17	0.85	2.04	1.63
0.05	1.46	4.57	1.04	0.73	2.18	1.66	3.53	1.86	0.60	2.29	2.17	1.70	3.98	1.91	1.28	0.91	2.11	1.74
0.1	1.50	4.64	1.09	0.80	2.32	1.73	3.63	1.87	0.64	2.60	2.32	1.79	4.27	2.03	1.35	0.97	2.27	1.88
0.2	1.74	6.00	1.23	0.85	2.58	1.96	4.24	2.27	0.72	2.93	2.53	1.93	4.91	2.33	1.54	1.12	2.58	2.04
0.5	2.04	10.02	1.66	1.16	4.23	3.04	6.35	2.61	0.95	5.11	3.75	2.69	7.62	3.32	2.33	1.61	3.71	2.96
1	2.50	14.33	2.02	1.51	5.89	4.51	8.84	3.22	1.18	7.23	5.09	3.59	10.90	4.26	3.46	2.25	5.22	4.24
2	6.02	26.57	5.45	3.73	12.71	9.62	19.15	8.92	3.97	18.42	12.14	8.88	21.54	11.16	10.27	7.78	12.43	10.01
4	13.45	41.22	10.74	8.54	22.88	18.21	32.23	18.34	9.58	32.34	22.60	16.06	34.90	21.46	20.07	16.48	22.82	18.46
6	21.31	49.38	17.32	13.93	30.40	25.89	41.44	26.11	16.83	41.41	30.07	23.65	43.68	29.99	29.12	25.16	31.37	26.23
8	27.60	55.67	21.87	18.34	36.90	31.06	47.16	32.97	22.82	48.31	36.64	30.15	49.15	36.59	35.45	31.40	37.13	31.70
10	32.22	61.88	24.87	21.31	42.33	35.06	53.37	38.17	27.02	53.21	40.81	33.67	55.41	41.45	40.80	36.59	42.40	36.78
12	36.50	66.90	27.98	24.27	46.44	39.30	58.68	42.78	31.13	58.59	45.86	38.05	60.61	46.63	45.26	40.72	47.10	40.56
14	41.63	70.12	31.41	27.74	50.50	44.61	62.78	47.29	35.75	63.07	49.90	42.16	63.64	50.95	49.86	45.08	51.09	44.39
16	45.42	72.61	34.98	30.48	53.76	46.99	65.86	51.02	39.64	66.41	54.43	44.57	66.43	54.78	53.15	48.87	54.04	47.66
18	48.62	73.61	37.24	33.23	56.49	50.05	68.87	55.57	43.12	69.55	57.60	48.39	68.12	57.35	55.94	52.17	56.88	50.36
20	53.02	78.25	40.22	35.34	59.43	53.38	73.22	59.54	46.30	74.18	61.03	52.28	72.28	61.73	59.87	56.14	60.76	53.82

附表 C.17 单能中子入射 CRAF 模型，单位中子注量时的器官吸收剂量（pGy cm^2）
——肾、胰腺和小肠（壁）

能量/MeV	肾						胰腺						小肠（壁）					
	AP	PA	LLAT	RLAT	ROT	ISO	AP	PA	LLAT	RLAT	ROT	ISO	AP	PA	LLAT	RLAT	ROT	ISO
1.0E-08	0.61	1.32	0.42	0.33	0.79	0.71	0.98	0.72	0.51	0.30	0.68	0.60	1.32	0.65	0.46	0.36	0.78	0.65
1.0E-07	0.89	2.11	0.61	0.52	1.16	0.93	1.41	1.14	0.77	0.47	1.00	0.79	2.02	1.00	0.69	0.53	1.15	0.93
1.0E-06	1.25	3.26	0.86	0.74	1.76	1.34	2.17	1.68	1.12	0.70	1.56	1.18	2.99	1.46	1.03	0.79	1.72	1.35
1.0E-05	1.44	3.83	1.02	0.85	2.01	1.58	2.40	2.00	1.32	0.76	1.70	1.36	3.40	1.73	1.19	0.93	1.98	1.58
1.0E-04	1.54	3.87	1.05	0.90	2.07	1.61	2.65	2.07	1.39	0.82	1.83	1.56	3.53	1.80	1.25	0.96	2.02	1.59
1.0E-03	1.53	3.93	1.10	0.90	2.15	1.69	2.59	2.18	1.42	0.84	1.92	1.59	3.45	1.82	1.28	0.99	2.03	1.61
5.0E-03	1.57	3.87	1.08	0.88	2.10	1.68	2.66	2.23	1.43	0.89	1.93	1.58	3.42	1.85	1.28	0.99	2.02	1.59
0.01	1.60	3.88	1.09	0.91	2.10	1.61	2.71	2.25	1.52	0.89	2.01	1.52	3.44	1.84	1.28	1.00	2.05	1.58
0.05	1.74	3.99	1.16	0.96	2.23	1.68	3.00	2.41	1.57	0.93	2.10	1.62	3.68	1.98	1.38	1.07	2.17	1.64
0.1	1.76	4.27	1.23	1.02	2.37	1.77	3.11	2.61	1.70	1.06	2.24	1.74	4.04	2.14	1.46	1.18	2.38	1.80
0.2	1.96	5.09	1.34	1.15	2.70	2.05	3.40	2.84	1.91	1.17	2.49	1.90	4.85	2.35	1.74	1.41	2.74	2.06
0.5	2.47	8.10	1.75	1.52	3.99	2.90	4.48	3.72	2.79	1.59	3.35	2.36	7.72	3.20	2.77	2.18	4.14	3.01
1	3.01	11.50	2.23	1.87	5.57	4.10	5.84	4.62	3.90	2.00	4.42	3.03	11.15	4.10	4.14	3.19	5.93	4.34
2	7.58	23.44	5.56	4.52	13.04	9.31	14.03	12.04	11.00	6.25	10.78	7.49	21.38	10.34	10.80	8.78	13.10	9.51
4	15.52	37.53	11.17	9.35	23.08	17.01	25.55	23.20	21.32	13.24	21.26	15.24	34.59	19.75	20.29	17.16	23.27	17.21
6	23.89	45.97	17.32	14.60	31.29	24.42	35.34	32.57	30.70	21.13	30.14	23.02	43.78	28.69	29.19	25.57	32.06	24.89
8	30.02	51.63	22.37	19.25	37.16	29.94	41.72	39.54	37.72	28.02	36.58	28.55	49.62	35.47	35.59	31.90	38.10	30.16
10	35.39	57.94	25.93	22.49	42.71	34.23	47.65	44.16	43.33	31.61	41.49	32.80	56.06	40.59	41.15	36.88	43.76	35.08
12	39.88	63.91	29.04	25.46	47.53	38.37	52.97	49.56	47.97	35.88	46.08	37.28	61.36	45.38	45.57	41.12	48.60	39.21
14	44.52	66.78	32.74	28.86	51.24	42.19	57.39	54.42	52.51	40.17	50.39	41.59	64.69	49.90	49.66	45.42	52.56	42.78
16	47.85	69.61	35.47	31.76	54.66	44.88	60.62	58.40	56.61	43.92	54.20	44.47	67.74	53.97	53.39	49.08	55.93	46.06
18	51.02	71.09	37.88	34.23	57.27	47.49	62.97	60.43	59.51	47.96	56.90	47.51	69.07	56.59	56.09	52.00	58.31	48.28
20	54.67	75.37	40.75	36.50	61.19	51.28	67.17	64.28	63.60	51.29	60.67	50.76	73.40	60.39	60.15	55.85	62.31	51.82

附表 C.18 单能中子入射 CRAF 模型,单位中子注量时的器官吸收剂量(pGy cm^2)
——脾、胸腺和子宫

能量/MeV	脾						胸腺						子宫					
	AP	PA	LLAT	RLAT	ROT	ISO	AP	PA	LLAT	RLAT	ROT	ISO	AP	PA	LLAT	RLAT	ROT	ISO
1.0E-08	0.88	1.07	0.98	0.12	0.84	0.75	1.61	0.49	0.37	0.35	0.79	0.70	0.80	1.03	0.22	0.30	0.69	0.61
1.0E-07	1.31	1.66	1.49	0.20	1.30	1.04	2.38	0.85	0.53	0.48	1.16	1.06	1.35	1.58	0.32	0.46	1.04	0.85
1.0E-06	1.76	2.54	2.08	0.28	1.84	1.39	3.76	1.27	0.81	0.71	1.69	1.41	1.98	2.34	0.42	0.63	1.53	1.23
1.0E-05	2.08	2.91	2.30	0.32	2.14	1.67	4.23	1.47	0.97	0.83	1.93	1.71	2.26	2.81	0.53	0.78	1.77	1.54
1.0E-04	2.18	2.98	2.34	0.32	2.15	1.74	4.15	1.51	1.00	0.83	1.96	1.88	2.32	2.96	0.51	0.82	1.77	1.51
1.0E-03	2.05	2.98	2.27	0.32	2.13	1.73	4.05	1.49	0.96	0.85	2.01	1.74	2.41	3.06	0.55	0.83	1.89	1.56
5.0E-03	2.08	3.05	2.29	0.32	2.20	1.64	4.00	1.70	0.97	0.84	2.01	1.83	2.43	3.03	0.53	0.85	1.91	1.53
0.01	2.09	3.01	2.18	0.34	2.12	1.67	4.07	1.70	1.05	0.86	2.03	1.48	2.53	3.13	0.53	0.91	1.90	1.53
0.05	2.27	3.26	2.45	0.34	2.27	1.74	4.20	1.62	1.06	0.87	2.13	1.68	2.65	3.12	0.54	0.95	1.99	1.60
0.1	2.34	3.25	2.75	0.37	2.43	1.84	4.56	1.92	1.15	0.94	2.19	1.80	2.87	3.38	0.61	1.05	2.18	1.85
0.2	2.71	3.84	3.48	0.42	2.91	2.21	5.59	2.09	1.31	1.05	2.58	2.25	3.19	3.89	0.72	1.17	2.39	1.95
0.5	4.10	5.95	6.16	0.54	4.56	3.26	9.73	2.69	1.82	1.51	4.08	3.34	4.25	5.73	0.89	1.51	3.20	2.52
1	5.85	8.37	9.11	0.58	6.65	4.93	15.07	3.44	2.64	1.94	6.12	5.10	5.83	8.12	1.13	1.89	4.56	3.46
2	13.72	18.81	17.50	1.49	14.16	10.59	27.73	8.48	8.02	6.59	13.71	11.48	13.59	18.35	3.48	5.83	10.92	8.18
4	24.53	31.76	28.65	4.07	24.32	18.98	41.97	17.72	16.15	13.85	23.95	20.04	25.68	32.06	8.32	12.80	20.75	15.88
6	33.88	40.48	36.58	8.03	32.52	26.62	51.25	25.65	23.83	22.04	32.55	28.31	34.95	41.68	15.23	20.53	29.21	22.89
8	40.08	46.70	41.93	12.05	38.33	31.53	55.54	31.05	30.52	28.15	38.13	33.78	41.09	48.48	20.96	26.34	34.72	28.98
10	45.79	52.21	47.54	14.38	43.39	36.29	61.99	35.48	34.73	32.74	43.26	38.39	46.47	54.19	24.99	30.30	40.52	33.33
12	51.10	57.39	52.04	16.83	48.10	40.46	67.83	40.38	38.68	35.83	48.26	42.60	52.01	59.55	28.16	34.31	45.10	37.47
14	54.85	61.47	55.16	20.15	51.68	43.65	70.88	45.38	42.74	40.42	52.24	46.91	56.47	63.39	32.47	38.30	49.06	41.00
16	58.39	64.79	58.10	23.09	54.80	46.55	73.00	48.05	46.01	43.96	55.66	49.61	60.24	67.16	36.05	42.02	52.74	44.39
18	60.75	66.89	59.78	25.72	57.33	49.56	74.73	50.91	48.10	47.34	58.45	52.47	62.40	69.78	39.62	44.76	55.65	47.77
20	65.04	71.08	64.04	28.05	60.94	53.32	78.61	55.12	52.14	51.10	62.34	55.35	66.52	74.02	42.98	47.99	59.78	50.49

附表 C. 19　单能中子入射 CRAF 模型，单位中子注量时的器官吸收剂量（pGy cm²）
——ET、肌肉和口腔黏膜

能量/MeV	ET						肌肉						口腔黏膜					
	AP	PA	LLAT	RLAT	ROT	ISO	AP	PA	LLAT	RLAT	ROT	ISO	AP	PA	LLAT	RLAT	ROT	ISO
1.0E-08	1.35	0.47	0.67	0.68	0.89	0.89	1.04	1.11	0.52	0.52	0.93	0.82	1.43	0.33	0.70	0.65	0.83	0.85
1.0E-07	1.88	0.71	0.99	1.03	1.19	1.09	1.52	1.66	0.75	0.76	1.34	1.12	2.20	0.44	0.99	0.94	1.14	1.16
1.0E-06	2.57	1.08	1.53	1.42	1.77	1.54	2.08	2.31	1.02	1.03	1.82	1.52	3.01	0.73	1.51	1.55	1.71	1.55
1.0E-05	2.83	1.20	1.80	1.77	2.04	1.72	2.27	2.53	1.11	1.11	1.98	1.65	3.34	0.97	1.73	1.57	1.89	1.55
1.0E-04	2.92	1.29	1.83	1.76	1.96	1.78	2.22	2.47	1.08	1.09	1.92	1.61	3.52	0.85	1.86	1.63	1.91	1.93
1.0E-03	2.74	1.31	1.76	1.77	1.96	1.70	2.12	2.36	1.03	1.04	1.84	1.54	2.94	0.99	1.67	1.74	1.92	1.62
5.0E-03	2.68	1.33	1.88	1.73	1.96	1.64	2.07	2.31	1.01	1.01	1.79	1.49	2.98	0.88	1.65	1.74	1.77	1.53
0.01	2.62	1.29	1.86	1.69	2.01	1.59	2.08	2.32	1.01	1.02	1.80	1.48	3.08	1.00	1.70	1.66	1.96	1.52
0.05	2.92	1.41	1.90	1.92	2.04	1.89	2.43	2.65	1.17	1.18	2.06	1.67	3.00	0.89	1.68	1.74	1.86	1.57
0.1	3.39	1.40	2.07	2.05	2.26	1.93	2.92	3.16	1.42	1.44	2.48	1.98	3.58	1.02	2.00	1.92	2.05	1.98
0.2	4.36	1.66	2.59	2.50	2.88	2.20	3.97	4.26	1.96	1.99	3.39	2.68	4.86	1.28	2.31	2.45	2.84	2.19
0.5	7.42	2.52	4.81	4.49	5.07	3.86	7.15	7.66	3.65	3.71	6.16	4.87	8.86	1.68	4.53	4.18	5.16	3.96
1	11.36	3.57	7.68	7.17	7.84	6.04	11.04	11.87	5.81	5.91	9.75	7.92	13.17	2.19	7.41	7.13	7.90	6.44
2	20.63	10.14	17.93	17.04	17.16	12.65	19.70	20.90	11.28	11.46	17.54	14.49	23.94	6.85	16.99	16.75	17.01	13.52
4	32.37	19.57	29.71	29.65	28.69	22.00	31.52	33.05	19.04	19.34	28.35	23.80	34.99	14.45	29.20	27.69	28.40	21.77
6	39.83	27.89	38.43	37.37	36.94	29.47	39.30	40.96	25.54	25.87	35.95	31.02	42.35	21.24	36.98	35.51	34.49	29.38
8	45.23	33.67	44.13	43.29	42.55	34.71	44.86	46.38	30.48	30.80	41.28	36.03	46.77	27.41	42.26	40.65	40.82	34.34
10	50.99	38.64	49.81	48.67	47.91	39.76	50.65	52.31	35.00	35.36	46.78	41.12	51.99	30.09	48.88	46.31	46.05	40.85
12	55.90	42.58	54.58	54.24	52.50	44.45	55.59	57.35	38.55	38.92	51.34	45.09	56.22	34.71	53.43	51.55	50.51	45.31
14	57.93	46.52	57.89	57.07	55.84	48.28	58.71	60.37	41.76	42.13	54.53	48.39	59.78	37.89	55.87	55.25	52.92	48.12
16	61.23	50.89	62.32	60.46	59.53	50.82	61.99	63.55	44.72	45.08	57.73	51.41	62.18	41.70	59.29	57.41	59.38	50.91
18	61.50	53.30	63.73	62.03	60.79	51.92	63.83	65.21	46.88	47.28	59.73	53.52	62.12	46.17	61.33	59.46	60.43	51.02
20	65.98	57.36	68.11	67.80	65.82	55.83	68.16	69.55	50.49	50.89	63.94	57.49	68.93	49.70	65.26	62.92	64.22	55.68

附表 C.20 单能中子入射 CRAF 模型，单位中子注量时的器官吸收剂量（pGy cm^2）
——眼晶体、ET1、ET2 和淋巴结

能量/MeV	眼晶体						ET1						ET2						淋巴结					
	AP	PA	LLAT	RLAT	ROT	ISO	AP	PA	LLAT	RLAT	ROT	ISO	AP	PA	LLAT	RLAT	ROT	ISO	AP	PA	LLAT	RLAT	ROT	ISO
1.0E-08	2.34	0.13	0.55	0.48	0.63	0.76	1.67	0.16	0.55	0.53	0.85	0.73	1.32	0.49	0.68	0.69	0.90	0.90	1.32	0.77	0.53	0.48	0.85	0.63
1.0E-07	2.75	0.14	0.76	0.93	1.19	0.58	2.29	0.23	0.78	0.79	1.07	1.04	1.84	0.75	1.01	1.05	1.20	1.10	1.94	1.16	0.76	0.69	1.24	0.93
1.0E-06	3.15	0.43	1.07	1.24	1.40	1.25	2.72	0.44	1.13	1.00	1.49	1.39	2.56	1.14	1.57	1.46	1.79	1.55	2.63	1.63	1.04	0.97	1.68	1.27
1.0E-05	2.77	0.55	1.00	1.05	1.95	1.22	2.98	0.51	1.21	1.07	1.54	1.36	2.82	1.26	1.85	1.83	2.09	1.75	2.87	1.81	1.15	1.06	1.84	1.38
1.0E-04	2.27	0.26	1.17	0.99	1.49	1.27	2.44	0.45	1.01	1.04	1.49	1.07	2.97	1.36	1.90	1.82	2.00	1.84	2.82	1.83	1.14	1.04	1.80	1.39
1.0E-03	2.00	0.48	0.92	1.35	1.29	1.68	2.29	0.48	1.06	0.98	1.33	1.24	2.77	1.38	1.82	1.83	2.02	1.74	2.70	1.77	1.09	1.02	1.75	1.32
5.0E-03	2.08	0.43	0.68	0.83	1.24	1.84	2.29	0.50	1.09	1.02	1.21	1.00	2.71	1.40	1.94	1.79	2.03	1.70	2.65	1.76	1.08	1.01	1.77	1.30
0.01	2.04	0.37	1.10	0.87	1.27	0.83	2.12	0.55	1.16	1.02	1.27	1.22	2.66	1.36	1.92	1.75	2.08	1.63	2.69	1.78	1.09	1.00	1.77	1.35
0.05	2.98	0.54	1.33	1.02	1.70	1.30	3.59	0.59	1.46	1.25	1.81	1.97	2.86	1.48	1.94	1.98	2.06	1.89	3.24	2.00	1.30	1.17	2.03	1.55
0.1	4.82	0.40	1.79	1.78	2.29	2.16	4.87	0.54	1.79	1.43	2.60	2.10	3.26	1.48	2.10	2.10	2.23	1.92	3.99	2.32	1.59	1.41	2.43	1.84
0.2	7.39	0.41	2.87	2.31	3.68	3.35	7.95	0.55	2.75	2.39	3.99	3.23	4.05	1.76	2.58	2.51	2.79	2.11	5.48	2.99	2.24	1.94	3.35	2.52
0.5	13.79	0.46	5.82	5.73	6.92	6.58	14.04	0.76	5.98	4.96	7.38	6.61	6.83	2.67	4.71	4.45	4.86	3.61	9.76	5.05	4.19	3.61	6.02	4.56
1	21.97	0.78	10.13	8.63	10.74	10.65	21.85	0.79	10.10	8.33	11.71	10.37	10.43	3.82	7.46	7.07	7.50	5.65	15.23	7.68	6.74	5.81	9.42	7.23
2	27.23	2.91	16.47	14.72	16.17	19.55	29.66	2.86	18.98	17.38	18.68	17.53	19.83	10.79	17.84	17.01	17.03	12.22	24.98	15.32	13.07	11.76	17.08	13.50
4	35.86	6.40	25.37	25.62	25.38	28.04	41.45	7.92	30.08	28.37	28.48	25.96	31.57	20.60	29.68	29.76	28.71	21.65	38.31	26.15	22.03	20.22	27.97	22.50
6	40.37	11.41	32.30	32.34	30.13	31.82	48.25	14.11	37.38	34.93	36.46	31.64	39.09	29.11	38.53	37.58	36.98	29.28	47.25	34.94	29.73	27.74	36.19	29.99
8	43.59	15.24	37.22	36.81	35.69	35.16	52.00	19.16	42.37	40.10	40.89	37.68	44.63	34.96	44.28	43.57	42.70	34.45	51.64	40.42	34.65	32.68	41.18	34.69
10	48.98	17.11	41.98	39.47	41.57	45.03	58.19	24.05	48.25	45.76	46.89	42.70	50.36	39.93	49.95	48.93	48.00	39.50	58.38	46.53	40.13	38.00	47.19	40.44
12	53.95	20.53	43.89	44.01	46.26	43.76	61.23	25.61	52.66	50.39	50.83	46.13	55.43	44.08	54.74	54.58	52.64	44.30	64.14	51.69	44.39	42.17	52.14	44.79
14	54.99	24.10	44.79	45.46	45.41	47.63	63.42	30.47	55.99	53.20	53.57	47.53	57.45	47.94	58.05	57.41	56.04	48.34	66.76	55.50	47.97	45.71	55.71	48.21
16	55.64	28.23	48.33	51.40	50.40	54.04	66.54	33.98	58.58	56.70	56.19	52.88	60.76	52.39	62.65	60.80	59.82	50.64	69.96	59.08	51.19	48.95	58.87	51.59
18	56.84	30.35	49.60	52.64	48.42	58.31	66.36	38.21	59.55	57.29	58.18	52.23	61.07	54.64	64.10	62.45	61.02	51.89	69.83	60.59	52.50	50.45	59.96	52.74
20	61.69	30.24	52.72	54.67	54.67	59.17	71.03	38.60	63.63	61.41	62.32	56.43	65.53	59.01	68.51	68.36	66.13	55.77	72.08	63.16	54.98	52.85	62.55	54.96